by Jerome Paul Lamb
& Christopher Chase Surek

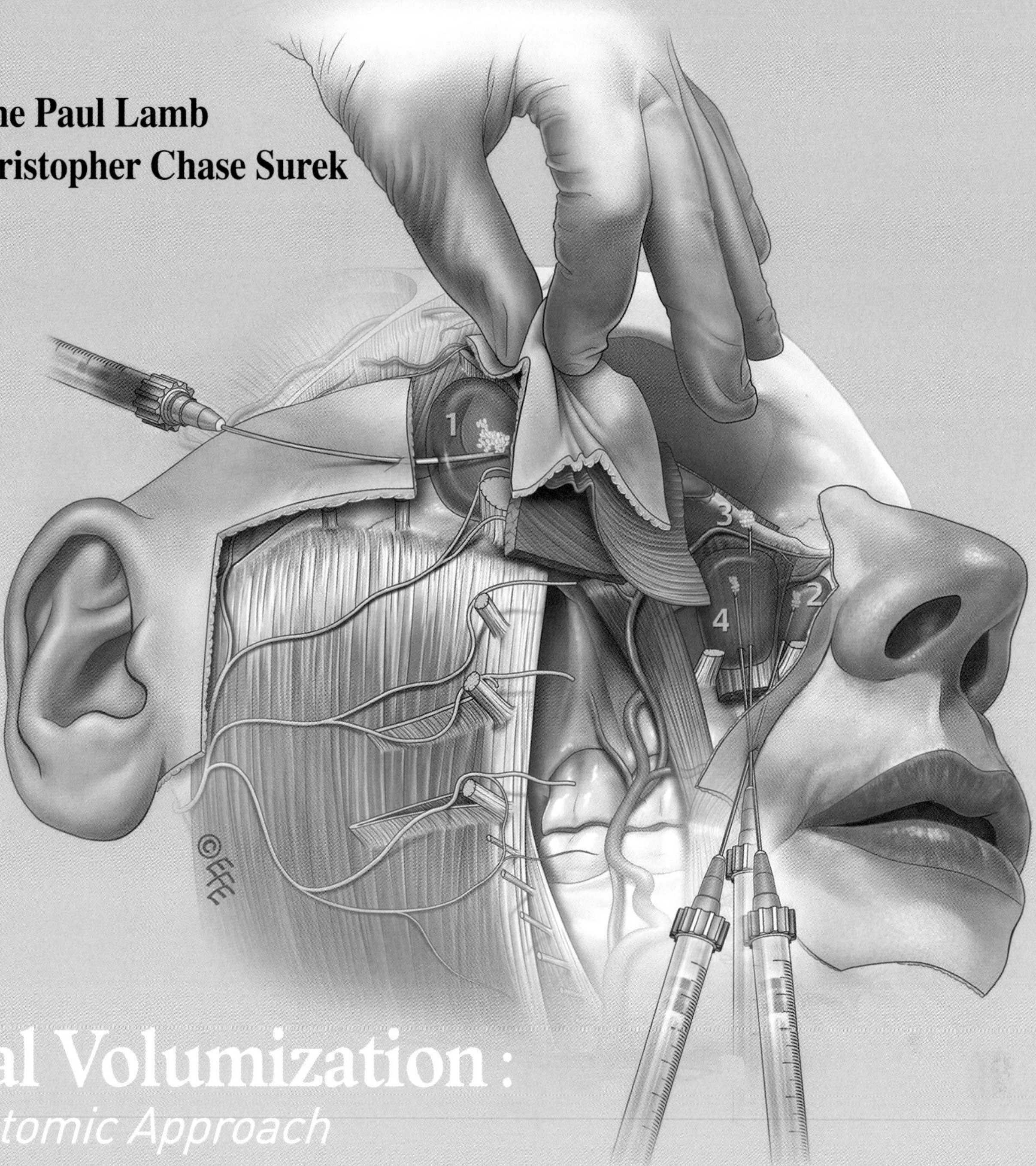

Facial Volumization :
An Anatomic Approach

안면부 필러 시술과 해부학

역자 성낙관 · 박은수 · 김종서

군자출판사

안면부 필러시술과 해부학 수술 동영상을 E-contents로 경험해보세요.

MediaCenter.Thieme.com에 접속하시면,
손쉽게 등록하여 바로 이용하실 수 있습니다.

C9 E6

스크래치가 벗겨지면 환불 및 교환이 불가능합니다.

	WINDOWS & MAC	TABLET
Recommended Browser(s)	Recent browser versions on all major platforms and any mobile operating system that supports HTML5 video playback. *All browsers should have JavaScript enabled.*	
Flash Player Plug-in	Flash Player 9 or higher. *For Mac users, ATI Rage 128 GPU doesn't support full-screen mode with hardware scaling.*	Tablet PCs with Android OS support Flash 10.1.
Recommended for optimal usage experience	Monitor resolutions: • Normal (4:3) 1024×768 or higher • Widescreen (16:9) 1280×720 or higher • Widescreen (16:10) 1440×900 or higher A high-speed internet connection (minimum 384 Kps) is suggested.	WiFi or cellular data connection is required.

Connect with us on social media

Facial Volumization :
An Anatomic Approach

안면부
필러 시술과 해부학

군자출판사

안면부 필러시술과 해부학
Facial Volumization

첫째판 1 쇄 인쇄 | 2019 년 8 월 20 일
첫째판 1 쇄 발행 | 2019 년 8 월 30 일

지 은 이 Jerome Paul Lamb, Christopher Chase Surek
역 자 성낙관 , 박은수 , 김종서
발 행 인 장주연
출 판 기 획 이성재
편집디자인 서영국
표지디자인 김재욱
발 행 처 군자출판사
등록 제 4-139 호 (1991. 6. 24)
본사 (10881) **파주출판단지** 경기도 파주시 회동길 338(서패동 474-1)
전화 (031) 943-1888 팩스 (031) 955-9545
홈페이지 | www.koonja.co.kr

ISBN 979-11-5955-432-2

정가 90,000 원

역자 서문

성형외과의사로서 안전하면서 만족할 만한 수술 및 시술 결과를 얻기 위해서는 해박한 얼굴해부학은 필수입니다. 또한 얼굴해부학에 따른 노화 과정을 철저히 이해해야만 보다 자연스러운 결과를 만들 수 있습니다. 필러 시술은 간단히 주사로 시술하므로 매우 쉽게 생각하나, 얼굴의 중요구조물을 직접 눈으로 보지 못하고 피부밑부터 얼굴뼈 근처까지 깊게 주사하게 되므로 정확한 해부학적 지식은 안전과 결과에 매우 중대한 전제조건이라 할 수 있습니다. 즉 언제라도 알 수 있게 얼굴의 중요한 구조물들의 위치들을 미리 공부하고 반복적으로 익혀 철저히 파악하고 있어야 합니다. 최근 얼굴해부학의 연구가 빠르게 발전하고 있어 부단히 노력하지 않으면, 뒤처져 변화된 얼굴해부학 지식을 따라가기가 쉽지 않은 상황입니다.

이 책의 저자들은 약 10년 전부터 활발한 연구로 발전하고 있는 얼굴지방구획과 관련된 얼굴해부학 연구문헌들을 단순히 참조하여 정리만 한 게 아니라 기존 오류들을 수정 및 보완하면서 보다 정확하고 이해하기 쉽게 그림으로 표현하여, '효과적이면서도 안전한 필러시술'이 가능하도록 한 노력이 돋보입니다. 그러므로 이 책은 최근 발전된 얼굴해부학을 공부하는 의사에게 간결하면서도 매우 유익한 정보를 제공하는 의학도서가 될 것으로 생각됩니다.

이 책에서 사용되는 용어들은 "새 의학용어(영어용어)"를 함께 나란히 적었습니다. 새 의학용어는 2015년에 발간된 의학용어집 제5집 개정판(5.1판)을 참고하였으며, 아직 수록되지 않은 용어들은 의학용어위원회의 의학용어 원칙에 따라 최대한 우리말로 옮기고자 노력하였습니다. 특히 모든 그림과 사진에는 새 의학용어(영어용어)를 빠짐없이 적어 이해가 쉽고 찾아보기도 편리하도록 하였습니다.

영어용어와 옛 의학용어로 공부했던 분들은 새 의학용어가 어색할 수 있지만, 책장을 넘기다 보면 계속 반복해서 자주 언급되므로 익숙해지는 데 큰 어려움은 없을 것으로 생각됩니다.

부디 이 책이 앞으로 임상에 두루 유익한 도움이 되기를 바랍니다.

마지막으로 그 동안 같이 고생한 박은수 교수님과 김종서 원장님에게 감사드리고, 항상 건강하기를 바랍니다.

2019.07.25

역자들을 대표하여 성낙관

서문

막 시작하는 젊은 성형외과 의사였을 때 얼굴의 내부는 모든 것이 다른 것처럼 보이는 신비하고 위험한 영역이었고, 실증적인 얼굴거상 시술만이 나를 안심하게 했다. 시간이 지날수록 해부학의 차이는 점점 미묘해지고, 이는 수술할 때 나의 오랜 친구들이 되었다. 나는 독립적일 때는 얇고 약하지만 함께 모여있을 때 엄청난 힘을 발휘하는 얼굴의 유지인대에 대해 생각했다. 더불어 해부학은 얼굴이 어떻게 보이는지에 기여한다는 것을 이해하기 시작했고, 이 이해가 노년층의 얼굴을 분석하고 더 잘 치료할 수 있는 도구가 될 수도 있다는 것을 깨달았다.

나이 든 얼굴에 볼륨을 재배치하거나 새로 넣을 때 배치의 미묘함은 더 이상 무시되지 않고 당연해졌다. 처음 사람들은 단지 그 부위가 채워질 수 있음에 기뻐한다. 그러나 시간이 지날수록 관찰과 식별력의 힘이 늘어 이전에 한 시술은 대충한 것이고, 예술적이지 않다는 것을 깨닫게 되고 점차 더 우아하고 덜 과장된 결과를 얻을려고 노력하게 되었다.

얼굴의 거의 모든 미적인 수정은 미를 추구하는 의사들이 가장 마지막에 고려하는 세부사항인 해부학에 기반을 두고 있다. 얼굴거상(Facelift)은 얼굴신경(facial nerve) 해부학이 등장하기 약 60년 전부터 시행되어 왔다. 첫 몇 년 동안 필러는 대부분 주름을 채우기 위한 용도로 사용되었다. 더 안정되고 볼륨을 채우는 용도의 필러가 생겨난 후 약 10년 동안, 시술자들은 주사의 위치와 깊이가 결과에 영향을 끼친다는 것을 거의 이해하지 못했다. 미용 레이저는 지연탈색소화(late depigmentation)의 발생을 인식하기 전 매우 빨리 수용되었다. 한 테크닉의 이른 상업적 이용은 이를 기반하는 과학에 대한 심도 깊은 연구를 불가능하게 만들었다고 결론지을 수 있다.

세상은 바뀌고 있다. 우리는 얼굴의 많은 측면에 대해 더욱 많은 지식을 가지게 되었다. 얼굴해부학 연구는 최근 몇 년 동안 꽃 피우고 있다. 이는 지각적인 측면에서 관심이 늘어나고, 여러 나이대의 얼굴을 정의하는 구조가 이해하기 힘들거나 제멋대로가 아닌 인식할 수 있는 방법으로 변화했기 때문에 가능했다.

Lamb와 Surek은 다른 연구자의 정보를 모으는 것뿐만 아니라 자신의 광범위하고 깔끔한 해부와 설명을 포함하여 놀라운 양의 얼굴해부학 정보를 제공한다. 가장 뛰어난 설명 방법인 도식은 간결하고, 적절하고, 치료자의 고민을 해결하기 때문에 특히 더 가치가 있다. 얼굴, 함몰(hollows), 잔물결(ripples), 언덕(mounds), 그리고 다른 부위들의 해부학적 현상은 직감적으로 알 수 없는 방식으로 그들만의 근원을 가지고 있다는 것이 밝혀졌다. 이러한 이해를 가진다면 치료는 더욱 합리적으로 행해질 수 있고 많은 부분은 이 책에 포함되어 있다. 아는 것이 힘이다(Knowledge is power). 이 책은 단순히 재미없는 얼굴해부학의 이해를 돕는 것이 아니라, 얼굴이 어떻게 작동하고, 더 나은 방향으로 수정할 수 있는지를 알려준다. 안면을 공부하는 학생이라면 이 주제, 특히 이 책을 연구하는 것을 매우 추천한다.

– Val Lambros, MD

저자 서문

Bryan Mendelson이 가장 잘 설명했다: "인간은 나이가 얼굴에 나타나는 지구에서 유일한 종(species)이다." 노년의 얼굴을 다루는 것은 성형수술의 엄청난 도전 중 하나이며 볼륨 재보충(volume replenishment)은 중요한 치료방법이다. 볼륨화기법(volumization technique)은 쉽게 볼 수 있지만 아직 다소 주관적이고 시술자의 "미학적 관점"에 기반을 두고 있다. 우리는 해부학자이자 시술자로서 얼굴해부학이 시술자가 얼굴볼륨화를 할 때 정확하고, 안전하고, 일관되게 해주는 중요한 요소라 생각한다. 얼굴의 개별 요소들에 대한 저작물은 몇몇 있었지만 특정한 주사기법에 포괄적인 종합 얼굴해부학에 관한 제작물은 없었다. 이 책은 해부학 실험실과 당신의 주사 클리닉 사이의 차를 좁힐 수 있도록 설계되었다. 우리는 얼굴중 흔히 주사시술하는 부위에서 효율이 높으며 임상적으로 밀접하게 관련된 해부학적 세부사항들을 뽑아내어, 의사가 이 과정들을 안전하게 할 수 있도록 이끌 것이다.

한 페이지를 꽉 채운 그림은 이 복잡한 해부학 세계의 뼈대 구성을 보여주어 깊은층부터 얕은층까지 얼굴의 각 층을 살펴볼 수 있게 할 것이다. 독자가 책을 한 페이지씩 넘길 때마다 새로운 해부학 층을 볼 수 있을 것이다. 책의 왼쪽 페이지에서 독자는 특정 층의 혈관, 근육, 인대, 그리고 지방 구성요소(component)의 단어로 쓰여진 설명과 함께 표시된 사체 표본(cadaver) 사진을 볼 수 있을 것이다. 개인적으로 해부학적 설명과 의학적 그림이 시너지 효과를 일으켜 우리가 그 부위에 주사를 할 때 하나의 "스냅사진(snapshot)"이 머릿속에 그려지게 한다고 생각한다. 이러한 방식을 통해 당신이 주사하는 평면에 대한 이해도가 높아지기를 바라는 바이다. 1장, 2장, 그리고 4장 끝에는 해당하는 부위에 대한 우리가 선호하는 볼륨화기법(volumization technique)을 공유한다. 이 설명은 설명된 테크닉에 중요한 해부학을 보여주는 그림(medical illustration)과 함께 제공된다.

책과 함께 제공되는 영상은 각 테크닉이 환자에게 사용될 때의 과정을 한 단계, 한 단계 볼 수 있도록 한다. 주사가 시행될 때 머리 속에서 해부학 구조를 그릴 수 있도록 이 영상들은 화면의 상단 구석에 의학적 그림이 있다. 얼굴의 미끄러지는 특성과 동적인 평면은 나이 든 얼굴을 시술하는 데 아주 많은 어려움을 제공한다. 이 책을 당신의 환자들을 위해 최상의 결과를 낼 수 있도록 도와주는 친구, 도구, 그리고 잠재적 '비밀 무기'로 생각하기를 바란다.

– Jerome Paul Lamb and Christopher Chase Surek

역자 소개

1 **성낙관** 성형외과 전문의
대한성형외과학회 보툴리눔·필러·실리프팅연구회 회장(2012~2016)
성낙관성형외과의원 원장

2 **박은수** 성형외과 전문의
대한성형외과학회 보툴리눔·필러·실리프팅연구회 회장
순천향대학교 부천병원 성형외과 교수

3 **김종서** 성형외과 전문의
대한성형외과학회 보툴리눔·필러·실리프팅연구회 학술위원
김종서성형외과의원 원장

저자 소개

Mark Winter Ashton, MD
Professor
Department of Surgery
University of Melbourne
Parkville, Victoria, Australia

Jerome Paul Lamb, MD, FACS
Plastic Surgeon Diplomate of the American Board of Plastic Surgery, Inc.
Centerpoint Medical Center, Truman Medical Center
Independence, Missouri, United States

Sajna Shoukath, PhD
Student
Department of Surgery
University of Melbourne
Parkville, Victoria, Australia

Christopher Chase Surek, DO
Chief Resident
Department of Plastic Surgery
University of Kansas Medical Center
Overland Park, Kansas, United States

James D. Vargo, MD
Resident Physician
Department of Plastic Surgery
University of Kansas Medical Center
Kansas City, Missouri, United States

Contents

1 가운데얼굴(The Midface) 1

2 얼굴의 아래눈꺼풀과 광대부위의 림프해부학 (The Lymphatic Anatomy of the Lower Eyelid and the Malar Region of the Face) 25

3 입주위, 턱끝, 군턱(The Perioral Area, the Chin, and the Jowl) 35

4 관자와 눈썹(The Temple and the Brow) 59

Video Contents

1 The Midface

Video 1.1 Pneumatization of the Deep Pyriform Space
Video 1.2 Mid-Face Augmentation
Video 1.3 Vascular Anatomy of the Face
Video 1.4 Deep Pyriform Space Approach to the Tear Trough
Video 1.5 de Maio V1 and V2

3 The Perioral Area, the Chin, and the Jowl

Video 3.1 The Nasolabial Fold and the Marionette Lines
Video 3.2 Nasolabial Folds with Cannula and Deep Pyriform Space Injection
Video 3.3 Anesthesia
Video 3.4 Building a Fuller Upper Lip: The Retro-Orbicularis Oris Fat Compartment
Video 3.5 Crosshatching
Video 3.6 White Roll and Philtrum
Video 3.7 Sealing Off the Commissure
Video 3.8 Red Lip Enhancement
Video 3.9 Augmentation of the Aging Orbicularis Oris Muscle
Video 3.10 Restoring the Lower Lip White Roll
Video 3.11 Lower Lip Enhancement
Video 3.12 The Pre-Jowl

4 The Temple and the Brow

Video 4.1 Lateral Temporal-Cheek Fat Compartment Volumization
Video 4.2 Upper Brow Volumization
Video 4.3 Swift: One Up and One Over

Chapter 1

가운데얼굴
(The Midface)

눈둘레근유지인대, 광대피부인대, 위턱유지인대, 깨물근인대 (The Orbicularis Retaining Ligament, the Zygomaticocutaneous Ligaments, the Maxillary Retaining Ligaments, and the Masseteric Ligaments) 3

골막앞지방덩이와 깊은조롱박공간 (The Preperiosteal Fat Pad and the Deep Pyriform Space) 6

광대앞공간(The Prezygomatic Space) 8

안쪽 및 가쪽 눈둘레근밑지방구획과 깊은안쪽볼지방구획(The Medial and Lateral Suborbicularis Oculi Fat Compartments and the Deep Medial Cheek Fat Compartment) 10

얼굴신경(The Facial Nerve) 12

가운데얼굴의 혈관해부학 (The Vascular Anatomy of the Midface) 14

위턱앞공간(The Premaxillary Space) 16

눈확아래지방구획 “광대주머니”와 얕은볼지방구획들 (The Infraorbital Fat Compartment “Malar Bag” and the Superficial Cheek Compartments) 18

가운데얼굴 볼륨화를 위한 저자의 선호기법 (The Authors’ Preferred Techniques for Midfacial Volumization) 20

1 가운데얼굴(The Midface)

Jerome Paul Lamb and Christopher Chase / 성낙관 역

눈둘레근유지인대, 광대피부인대, 위턱 유지인대, 깨물근인대(The Orbicularis Retaining Ligament, the Zygomaticocutaneous Ligaments, the Maxillary Retaining Ligaments, and the Masseteric Ligaments)

가운데얼굴은 두 개의 관련된 해부학적 공간들을 따라 얕은 지방구획과 깊은지방구획으로 나누어진다. 공간과 지방구획들에 대한 접근은 이전에 발표되어 왔다. 호르몬 수용체의 중요성으로 가운데얼굴 처짐이 노화의 원인으로 추정되어 왔지만, 그에 대한 연구는 되진 않았다. Lambros는 가운데얼굴 노화는 인대나 피부의 이완보다는 용적감소의 결과라고 상정하였다. 여러 연구들은 깊은지방층의 선택적 위축과 얕은지방층의 상대적인 비대를 시사하고, 이것은 깊은지방층에 비해 얕은지방층의 더 커진 지방세포크기의 소견과 부합한다. 지지대 소실과 얕은지방층의 처짐을 유발하는 깊은지방층의 선택적 수축 즉 거짓처짐(pseudoptosis)의 최근 제안된 개념으로 인해 저자들은 깊은지방층의 볼륨화 필러시술을 옹호하게 되었다. 실제적 결정은 SMAS밑층에 주사할 것이냐? 혹은 SMAS위층에 주사할 것이냐? 이다. 이 장에서는 깊은층에서 얕은층까지 필러주사에 중요한 해부학적 목표들을 설명할 것이다.

해부학적 분할을 위해서 콧방울주름(alar crease)의 바닥에서 귀구슬(tragus)의 위끝을 가로지르는 가상의 지형선으로 가운데얼굴을 위부위와 아래부위로 나눈다(**그림 1.1**). 이 선은 뼈에서 시작하여 피부에 부착되는 광대피부유지인대의 통로와 일치한다(**그림 1.2**). 이 선은 두개의 뚜렷하게 다른 해부학적 영역, 즉 뼈에 받쳐진 볼(bone-supported cheek)과 움직임이 사유로운 볼(mobile cheek) 사이의 적도(equator)로 작용한다.

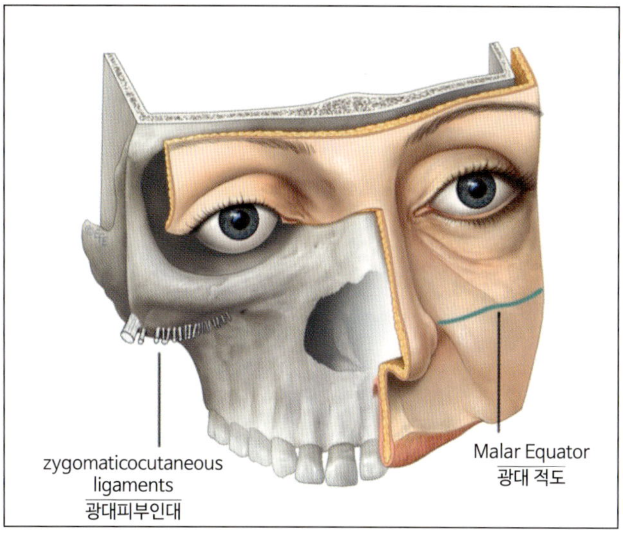

그림. 1.1 광대 적도(청록색 선)는 가운데얼굴을 2등분하고 해부학적으로 광대피부인대와 상관관계가 있다.

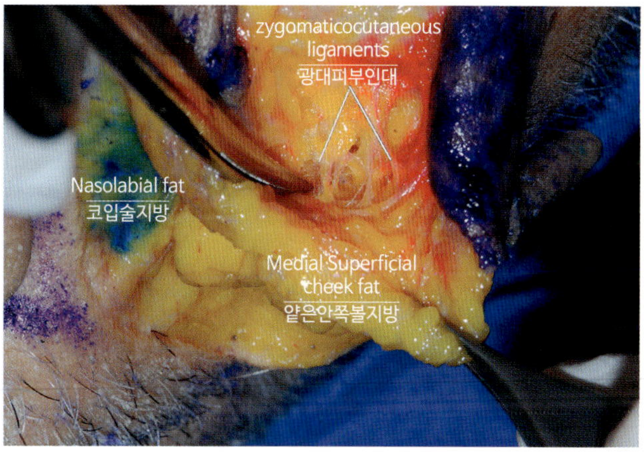

그림. 1.2 광대피부인대는 광대앞공간(prezygomatic space)의 아래 그물 침대("hammock") 경계를 형성한다. 그 인대는 각각 위쪽 및 아래쪽 가운데얼굴의 칸막이 역할을 한다.

위가운데얼굴(The Upper Midface)

눈둘레근유지인대는 눈물도랑인대에서 기시하는 2개 층의 구조이다. 눈둘레근유지인대는 눈확구멍을 따라 경유하면서 가쪽눈확비후(lateral orbital thickening)와 합쳐진다. 눈둘레근유지인대는 위가운데얼굴을 눈확사이막앞공간(preseptal space)과 광대앞공간(prezygomatic space)으로 분리한다.

광대피부인대 이외에 주광대인대(main zygomatic ligament)는 위턱꺾임(maxillary deflection) 부위의 가쪽가운데얼굴과 앞가운데얼굴 사이의 뼈이행부위(bony transition)에 위치한다. 인대가 혈관성 막과 나란히 위치하여, 이 부위를 임상적으로 맥그리거의 패치(MacGregor's patch)라고 한다.

아래가운데얼굴(The Lower Midface)

위턱인대가 앞위턱 표면에 위치한다. 임상적 관련성은 이 장의 뒷부분에서 앞위턱공간(premaxillary space)과 관련하여 논의될 것이다. 가쪽으로는, 위 및 아래 깨물근인대들이 가쪽의 고정된 SMAS ("fixed SMAS")와 앞쪽의 움직임이 자유로운 SMAS ("mobile SMAS")로 나눈다.

그림 1.3은 이 절에서 논의된 인대들의 육안해부학(gross anatomy)을 나타낸다.

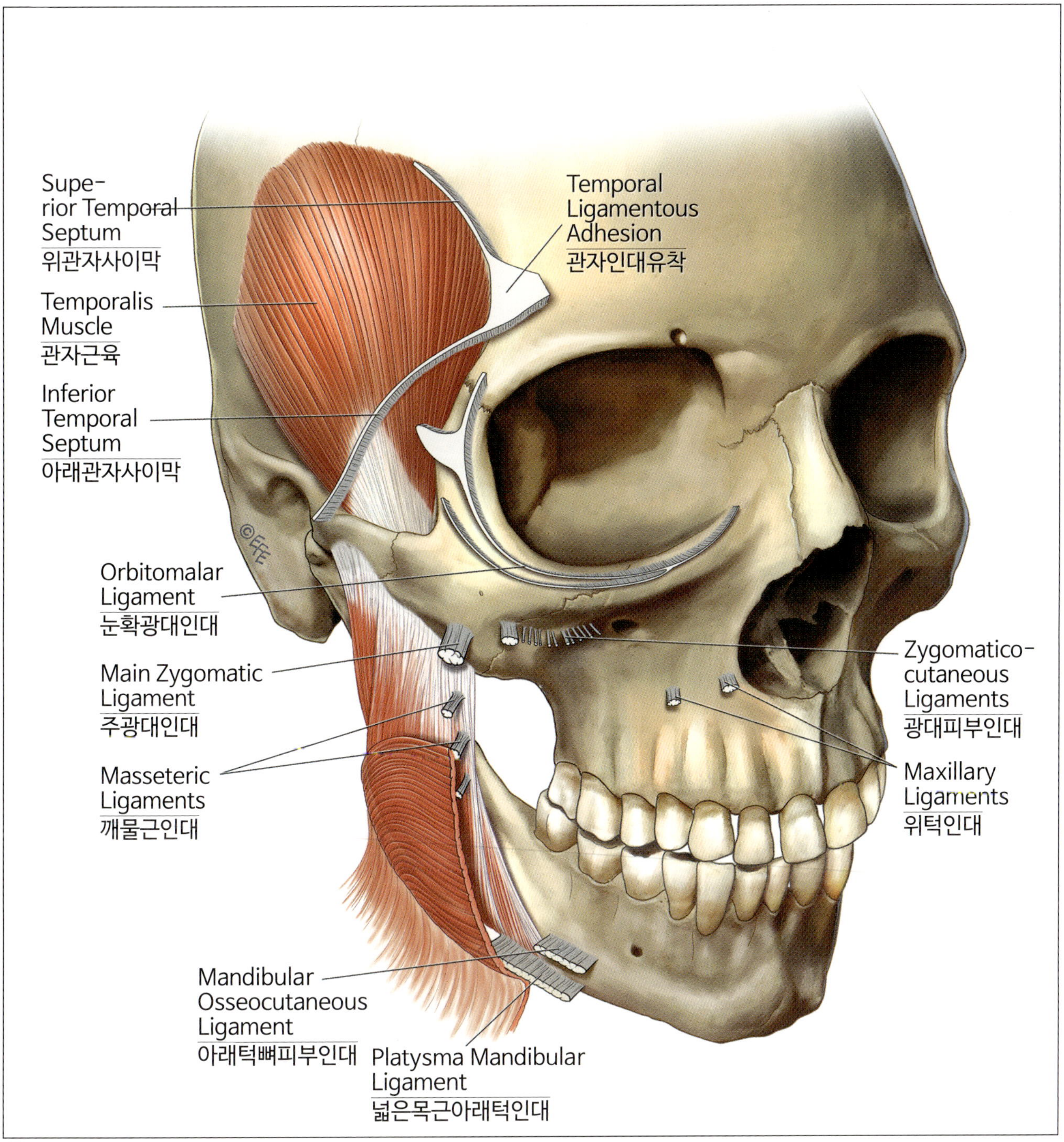

그림. 1.3 가운데얼굴의 중요한 유지인대들을 보여주는 그림: 눈확광대인대(orbitomalar ligament) 주광대인대(main zygomatic ligament), 위턱인대(maxillary ligaments), 깨물근인대(masseteric ligaments).

골막앞지방덩이와 깊은조롱박공간 (The Preperiosteal Fat Pad and the Deep Pyriform Space)

위가운데얼굴(The Upper Midface)

위가운데얼굴에서 눈둘레근 밑에 2개 층의 지방구획, 즉 각각 골막앞지방구획과 눈둘레근밑지방구획이 있다: 눈둘레근밑지방은 이 장의 뒷부분에서 논의하고 설명될 것이다. 눈둘레근밑지방과 광대앞공간보다 깊게 골막앞지방덩이가 위치한다(**그림 1.4**). 이 지방은 위턱의 뼈에 붙어 있으며 사체 해부에서 종종 조밀한 근막으로 덮여 있는 것으로 확인된다.

아래가운데얼굴(The Lower Midface)

깊은조롱박공간은 앞위턱에 깊게 위치한다(**그림 1.5**). 깊은조롱박공간은 눈구석동맥 밑을 통과하고, 오목한 조롱박구멍(pyriform aperture)과 접해 있다(**그림 1.6**).

나이가 들어 조롱박오목(pyriform recesses)이 뒤로 들어가면서 깊은조롱박공간의 크기가 커진다고 우리는 가정한다. 사체 연구에서, 우리는 눈구석동맥이 깊은조롱박공간의 바깥쪽으로 그리고 그 공간의 표면으로 가로지르나, 그 혈관의 위치가 골막앞이 아닌 것을 알았다. 이것은 깊은조롱박공간의 볼륨화가 조롱박오목(pyriform recess) 교정에 효과적일 뿐만 아니라 혈관 내 필러주사에 대한 걱정없이 안전하게 수행할 수 있기 때문에 필러시술자를 위한 중요한 발견이다. 캐뉼라를 이용한 공기화(pneumatization)는 정의되지 않은 연결

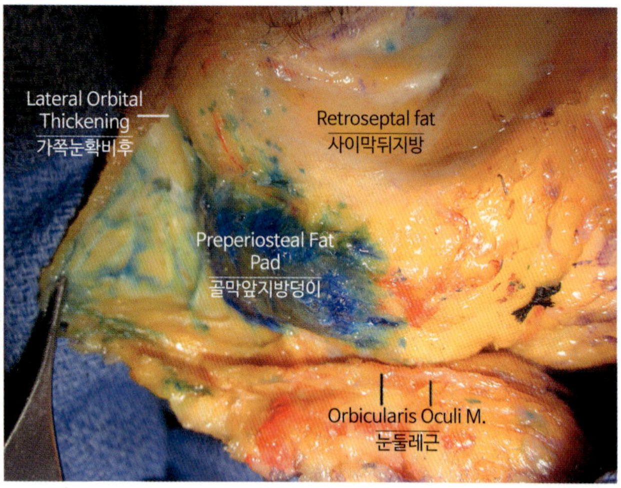

그림. 1.4 골막앞지방덩이는 광대앞공간 내에 위치하고, 위턱의 뼈에 붙어 있다.

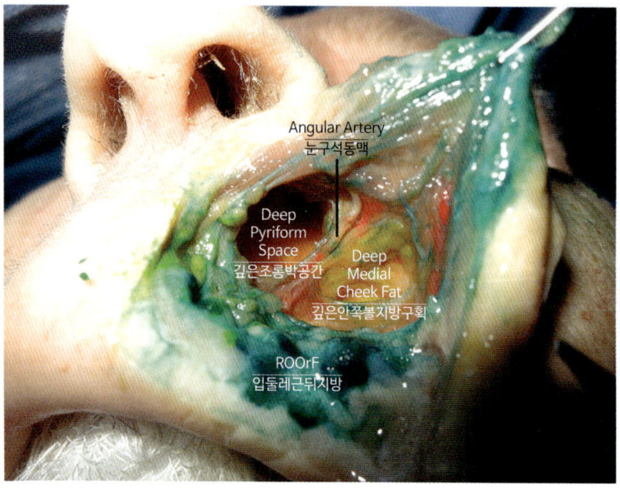

그림. 1.6 깊은조롱박공간은 조롱박구멍과 코중격내림근에 의해 안쪽으로 받쳐진다. 눈구석동맥은 깊은조롱박공간과 깊은안쪽볼지방구획 사이로 주행한다. 눈구석동맥은 골막 바로 위에 있는 것이 아니라 깊은조롱박공간 위에서 표면적으로 바깥쪽에 위치한다는 것을 유의하라. (From Surek C, Vargo J, Lamb J. Deep pyriform space: anatomical clarifications and clinical implications. Plast Reconstr Surg. 2016;138(1). 2016 with permission)

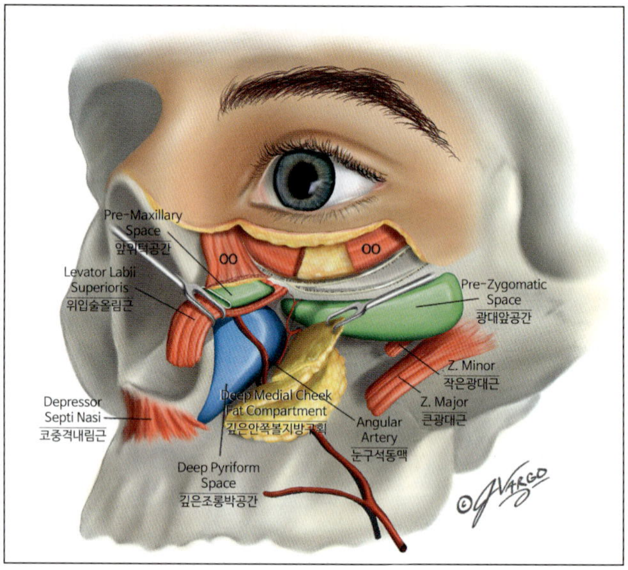

그림. 1.5 깊은조롱박공간과 중요한 인접 해부학 구조들의 그림. (From Surek C, Vargo J, Lamb J. Deep pyriform space: anatomical clarifications and clinical implica- tions. Plast Reconstr Surg. 2016;138(1). 2016 with permission)

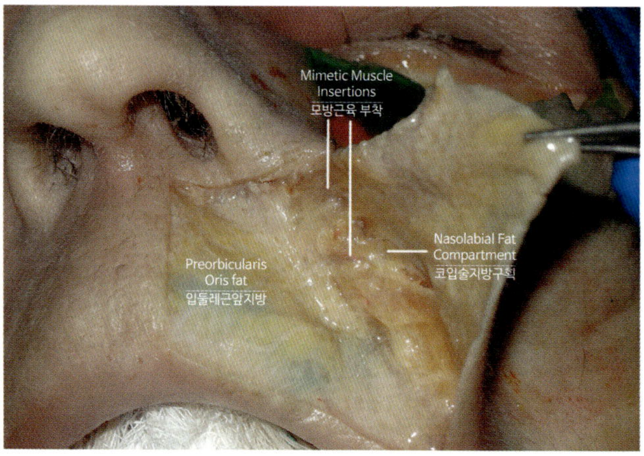

그림. 1.7 코입술주름 내에 모방근육 부착(mimetic muscle insertions)의 설명 사진. (From Surek C, Vargo J, Lamb J. Deep pyriform space: anatomical clarifications and clinical implications. Plast Reconstr Surg. 2016;138(1). 2016 with permission)

(undefined viaduct)을 통해 위가운데얼굴에 깊은 부위의 연결(deep connection)을 보여준다(**비디오 1.1**). 입술올림근들이 깊은조롱박공간을 덮고 코입술주름(nasolabial fold)으로 연결섬유(interlocking fibers)를 낸다(**그림 1.7**). 깊은조롱박공간의 볼륨화는 코입술주름(nasolabial fold)의 올림(elevation)과 소실(effacement)에 대한 입술올림근들의 모멘트 팔 효과(moment arm effect)를 감소시킬 수 있다. 깊은조롱박공간과 위턱앞공간의 머리쪽 경계는 눈물도랑인대이다.

그림 1.8은 이 절에서 논의된 지방구획과 SMAS밑 공간의 육안해부학(gross anatomy)을 나타낸다.

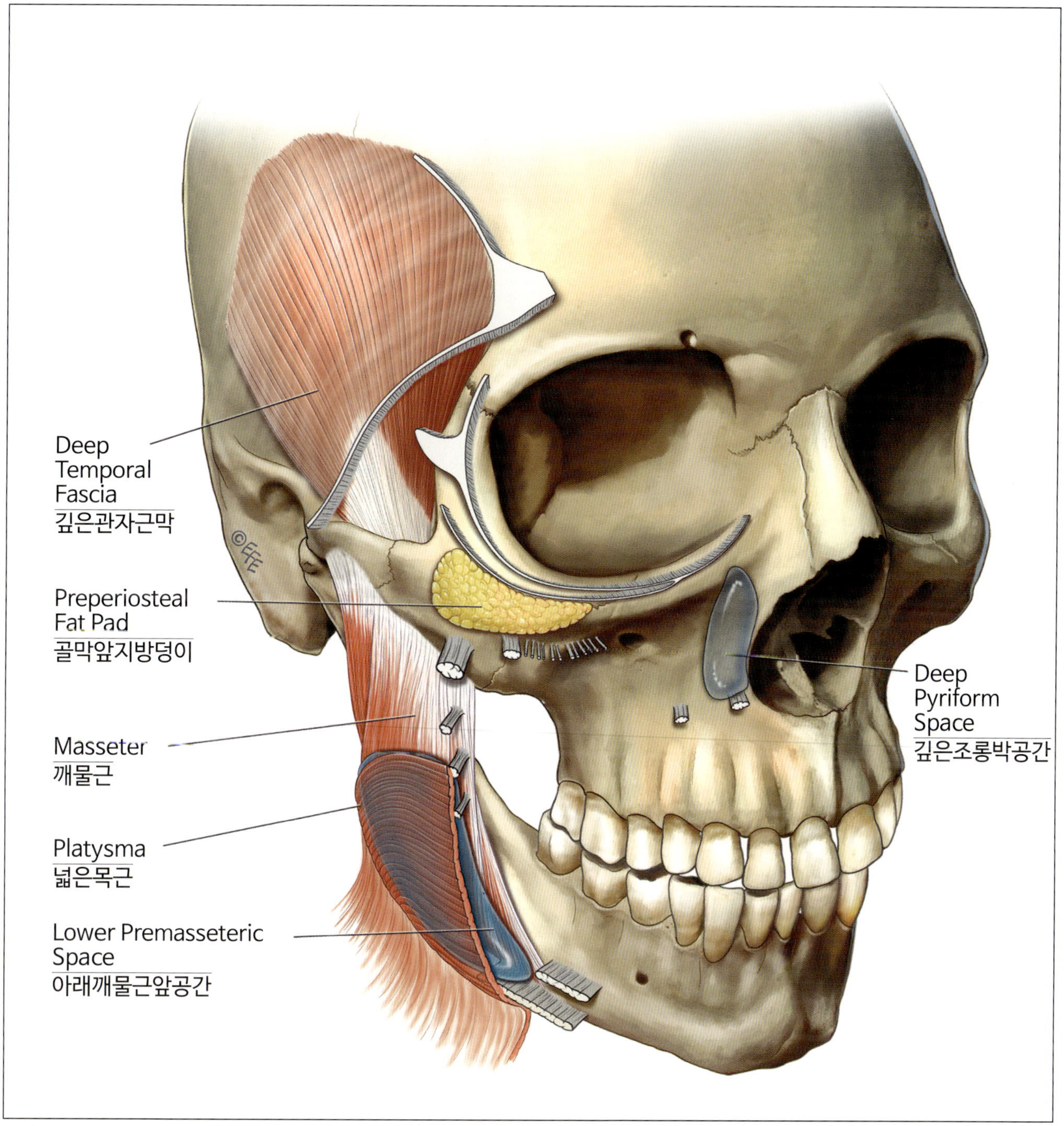

그림. 1.8 가운데얼굴의 가장 깊은 지방구획과 공간들에 대한 그림.

광대앞공간(The Prezygomatic Space)

위가운데얼굴(The Upper Midface)

눈둘레근보다 깊게, 눈둘레근밑지방과 골막앞지방덩이 사이에 광대앞공간이 위치한다(**그림 1.9**). 광대앞공간은 눈확광대인대(orbitomalar ligament)와 동의어인 눈둘레근유지인대(ORL)에 의해 위쪽 경계를 이룬다. 광대앞공간의 꼬리쪽 연장은 광대피부인대에 의해 경계를 이룬다. 이 인대들은 위가운데얼굴과 아래가운데얼굴을 구분하는 "그물 침대(hammock)" 구조의 역할을 한다. 이 공간의 가쪽 범위는 관자굴(temporal tunnel)로의 머리쪽 연장과 함께 가쪽눈확비후(lateral orbital thickening)이다.

이 공간의 바닥에 골막앞지방이 위치한다. 눈둘레근의 뒤쪽 경계에 있는 SMAS의 피복근막(investing fascia)은 골막앞지방구획을 덮고있는 근막과 인접해 있다. 이러한 구조물의 균일한 구조는 Mendelson이 설명한 바와 같이 광대앞공간의 피막을 형성한다(그림 1.10). 이 공간에 끝이 무딘 캐뉼라를 이용하여 가쪽에서 접근하면, 필러시술자가 반대쪽 손으로 피부와 눈둘레근을 위쪽으로 "잡아 당김(pinch and pull)"으로써, 캐뉼라를 깊게 넣어 광대앞 공간 내에 들어갈 수 있다(**그림 1.11, 비디오 1.2**). 이 공간으로의 진입은 광대앞공간의 피막이 관통되는 것을 촉진 및 청진으로 확인된다. 필러시술자는 캐뉼라가 피막을 통해 그 공간 내로 들어갈 때 "툭(pop)" 하는 것을 느끼고 들을 것이다.

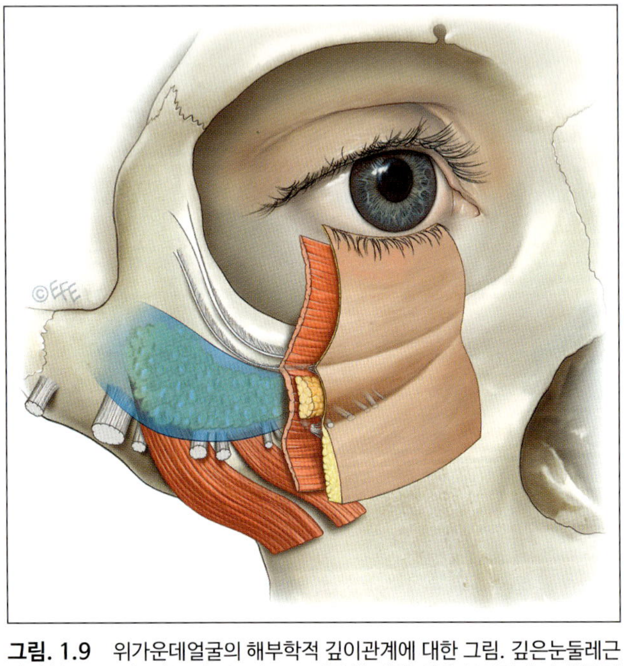

그림. 1.9 위가운데얼굴의 해부학적 깊이관계에 대한 그림. 깊은눈둘레근밑면(deep suborbicularis plane, 파란색 피막)에서 보여진다. 눈확광대인대가 눈물도랑주름을 형성하는 피부에 부착되는 눈둘레근을 통해 가느다란 나뭇가지처럼 뻗는(arborizing) 것을 보여준다. 광대피부인대는 눈둘레근을 통해 분지하여 위쪽으로 눈확아래"광대"지방구획(infraorbital "malar" fat compartment)과 아래쪽으로 얕은볼지방구획 사이에 칸막이를 형성한다. 광대피부인대의 피부부착은 임상적 광대언덕(malar mound)에서 보여주는 특징적인 피부 주름을 형성한다.

주사 시 중요한 점

볼의 깊은 층의 볼륨화를 일관성있게 유지하기 위해, 광대앞공간은 비밀무기가 될 수 있다.

그림 1.12는 광대앞공간의 육안해부학(gross anatomy)을 묘사하고 있다.

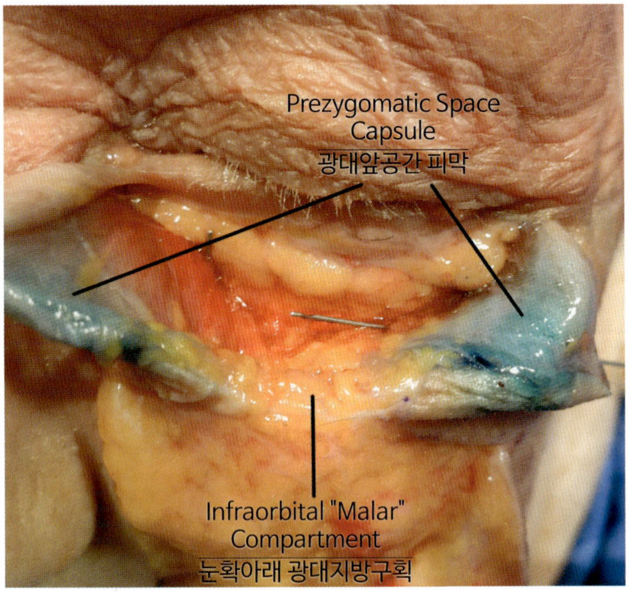

그림. 1.10 정면보기. 광대앞공간이 메틸렌 블루(methylene blue)로 염색되어 있다. 눈확아래 광대지방구획은 광대앞공간과 눈둘레근보다 표면에 위치한다. 박리하기 전 피부를 통과한 캐뉼라는 광대앞공간 내부에서 발견된다. (From Surek CC, Beut J, Ste-phens R, Jelks G, Lamb J. Pertinent anatomy and analysis for midface volumizing procedures. Plast Reconstr Surg 2015;135(5):818e - 829e with permission).

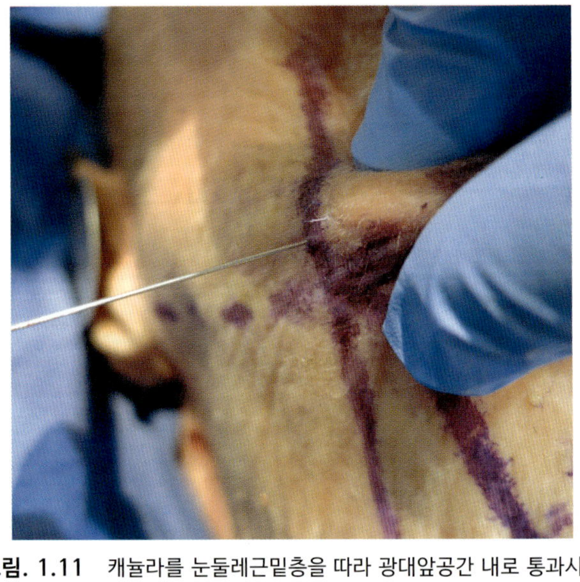

그림. 1.11 캐뉼라를 눈둘레근밑층을 따라 광대앞공간 내로 통과시키는 "잡아 당김(pinch-and-pull)"기술의 시연. (From Surek C, Beut J, Stephens R, Lamb J, Jelks G. Volumizing viaducts of the midface: defining the Beut techniques. Aesthet Surg J 2015:35(2):121 - 134 with permission)

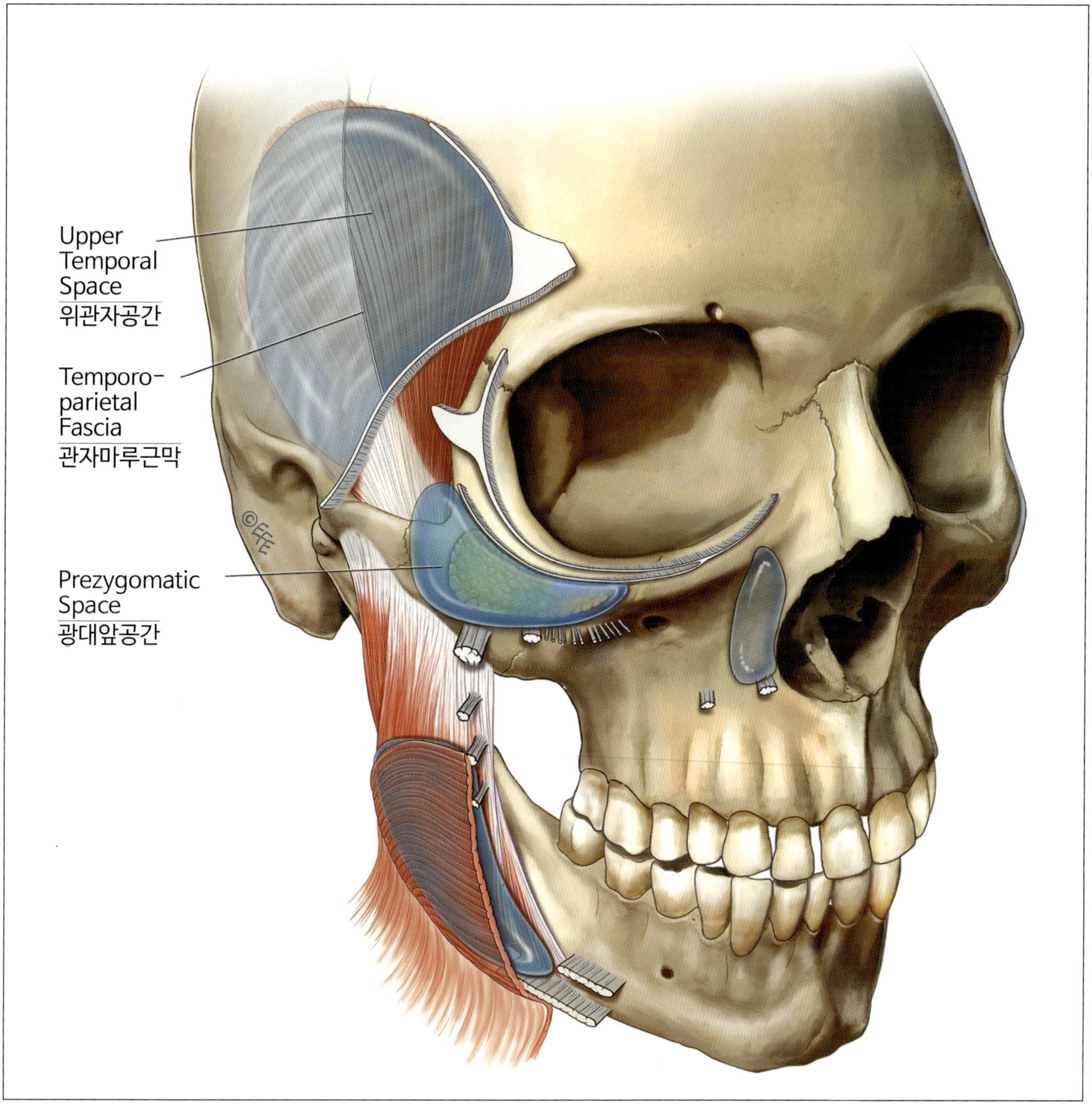

그림. 1.12 광대앞공간의 그림

안쪽 및 가쪽 눈둘레근밑지방구획과 깊은안쪽볼지방구획(The Medial and Lateral Suborbicularis Oculi Fat Compartments and the Deep Medial Cheek Fat Compartment)

위가운데얼굴(The Upper Midface)

눈둘레근밑지방은 눈둘레근의 밑면과 SMAS의 조밀한 뒤쪽 피막(posterior capsule) 사이에 존재하는 얇은 지방층이다. 눈둘레근밑지방은 안검 눈꺼풀에 혈액공급하는 동맥가지에 의해 안쪽 및 가쪽 구성요소로 분할된다.

아래가운데얼굴(The Lower Midface)

아래가운데얼굴의 독특한 해부학적 구조는 광대피부인대의 꼬리쪽에 존재한다. 깊은안쪽볼지방구획은 나이가 들면서 부피가 감소하는 것으로 밝혀졌고, 나이가 듦에 따라 비대해지는 SMAS 위 지방구획과는 달리 작은 지방세포크기와 관련이 있다. 초기에 Pessa와 Rohrich가 사체 해부에서 묘사한 깊은안쪽볼지방구획의 3차원 구조는 Mathias Gierloff에 의한 컴퓨터단층촬영을 통해 연구되었다. 정의에 따르면, 깊은안쪽볼지방구획은 광대위턱버팀벽(zygomaticomaxillary buttress)의 앞쪽에 있다. 깊은안쪽볼지방구획은 안쪽 및 가쪽 구성 요소를 생성하는 입꼬리올림근(levator anguli oris)에 의해 분할된다.

깊은안쪽볼지방구획의 가쪽 구성요소(The Lateral Component of the Deep Medial Cheek Fat)

이 깊은안쪽볼지방구획의 잘 정의되지 않은 가쪽 경계는 볼공간(buccal space)과 뼈 위턱의 함몰(bony maxillary depression)에 접해 있다. 사체 연구에서 깊은안쪽볼지방구획의 가쪽 구성 요소는 느슨한 윤문상의 굳기(loose, areolar consistency)를 보였다. 저자들은 깊은안쪽볼의 볼륨화를 위한 대상으로 가쪽 구성요소를 권장하지 않는다.

깊은안쪽볼지방구획의 안쪽 구성요소(The Medial Component of the Deep Medial Cheek Fat)

깊은안쪽볼지방구획의 안쪽 구성요소는 앞쪽으로 위턱앞공간과 뒤쪽으로 깊은조롱박공간 사이에 끼어 있다. 이 지방은 그것의 가쪽 구성요소와 비교해 더 튼튼하고 조밀하다. 깊은조롱박공간과 함께 깊은안쪽볼지방구획의 안쪽 구성요소의 볼륨화는 노화되는 얼굴에서 앞쪽으로 볼 돌출을 향상시키는 것으로 가정되어 왔고, 또한 깊은안쪽볼지방구획의 안쪽 구성요소를 표면적으로 가로지르며 걸쳐 있는 입술올림근들의 지렛대 효과(fulcrum effect)를 만들 수 있다. 지형도 확인에서, 깊은안쪽볼지방구획의 안쪽 구성요소는 콧방울주름(alar

주사 시 중요한 점

앞쪽 볼에 깊게 안쪽 부위에 주사하라. 필러 구성을 현명하게 선택하라. 응집력이 높은 중등도 내지 큰 입자 필러나 자가 지방을 권장한다.

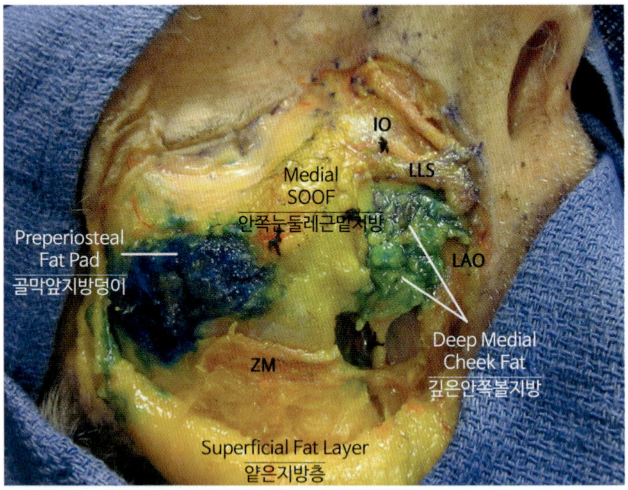

그림. 1.13 측면보기. 얕은지방구획은 당겨져 있다. 큰광대근(ZM)과 및 위입술올림근(LLS)의 표시가 붙어있다. 눈둘레근은 절제되었다. 가쪽 눈둘레근밑지방구획의 남은 부분이 골막앞지방(PPF) 상단에 보여진다. 안쪽 눈둘레근밑지방구획과 눈확아래(IO) 신경혈관다발이 표시되어 있다. 깊은안쪽볼지방의 느슨한 윤문상 굳기(loose areolar consistency)가 절단된 입꼬리올림근(LAO)의 가쪽에 보여진다. (From Surek CC, Beut J, Stephens R, Jelks G, Lamb J. Pertinent anatomy and analysis for midface volumizing procedures. Plast Reconstr Surg 2015;135(5):818e - 829e with permission)

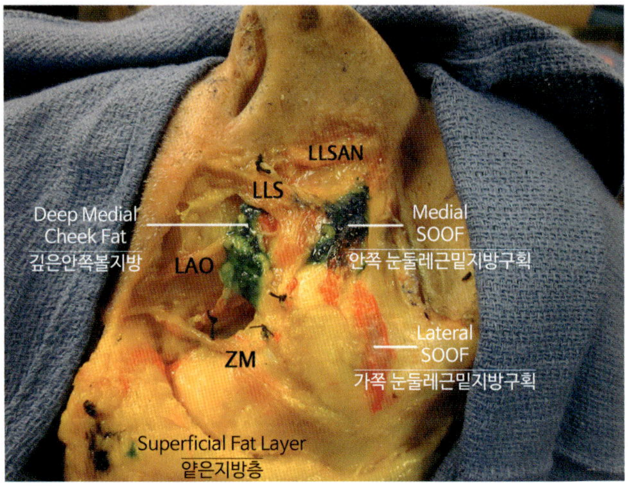

그림. 1.14 측면보기. 얕은지방구획층이 젖혀 있다. 눈둘레근은 절제되었다. 깊은안쪽볼지방구획과 안쪽 눈둘레근밑지방구획이 메틸렌 블루(methylene blue)로 염색되어있다. 큰광대근(ZM), 입꼬리올림근(LAO), 위입술올림근(LLS) 및 위입술콧방울올림근(LLSAN)이 표시되어 있다. 적색 염료로 균질화된 히알루론산 필러는 골막앞지방을 덮는 가쪽 눈둘레근밑지방구획 내에 주입되었다. (From Surek CC, Beut J, Stephens R, Jelks G, Lamb J. Pertinent anatomy and analysis for midface volumizing procedures. Plast Reconstr Surg 2015;135(5):818e - 829e with permission)

crease) 바닥에서 1.5 cm 이내의 영역에 놓여있다(**그림 1.13, 1.14**).

그림 1.15는 이 절에서 논의된 지방구획의 육안해부학(gross anatomy)을 보여준다.

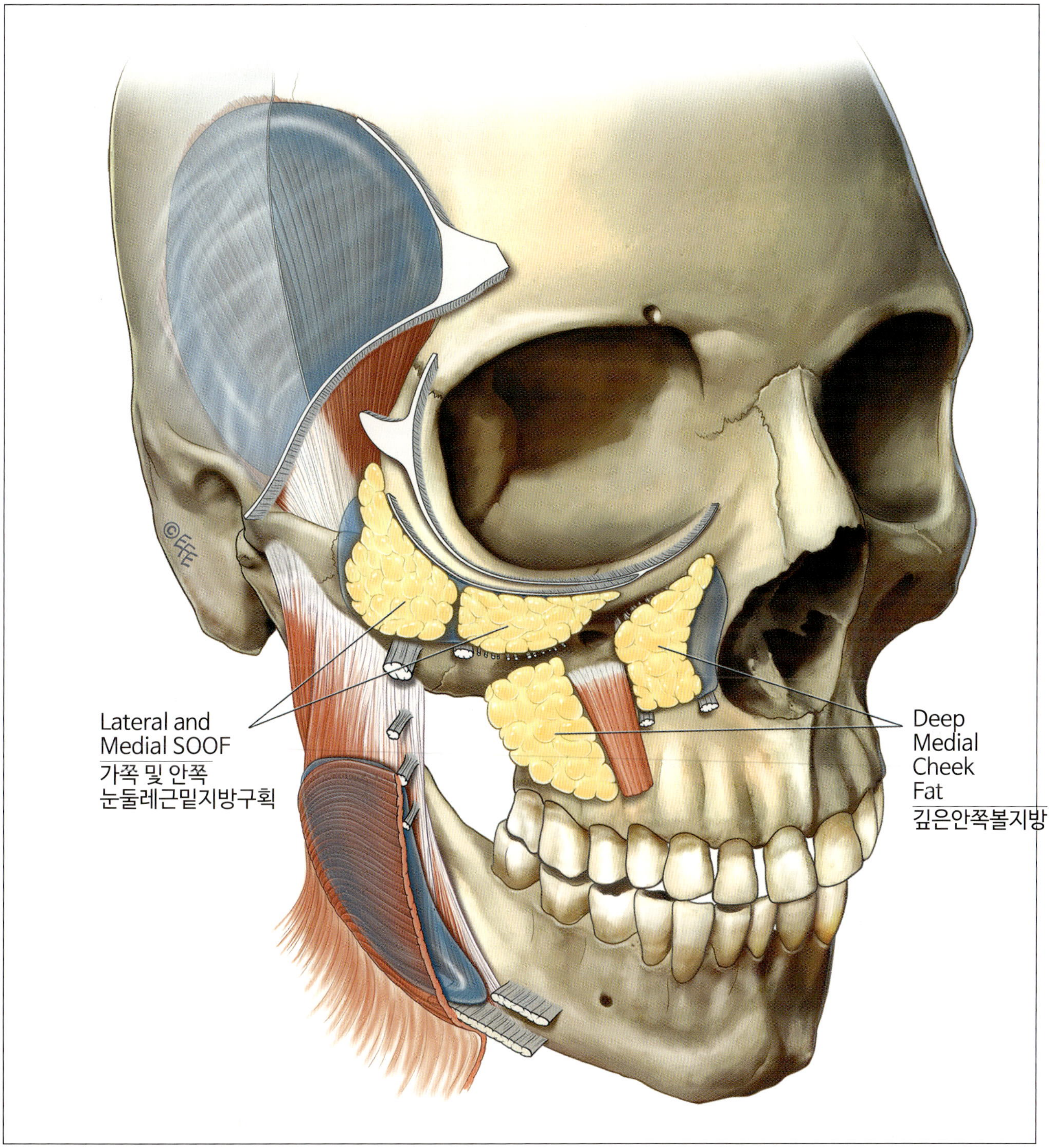

그림. 1.15 가운데얼굴에서 SMAS밑 지방구획들에 대한 그림

얼굴신경(The Facial Nerve)

얼굴신경은 붓꼭지구멍(stylomastoid foramen)을 통과한 뒤에 5개의 주가지로 나누어진다.

- 이마 혹은 관자가지
- 광대가지
- 볼가지
- 아래턱모서리가지
- 목가지

이마 혹은 관자 가지 (The Frontal or Temporal Branch)

전통적인 가르침은 이 신경의 통로가 귀구슬보다 0.5 cm 아래 시작하여 눈확위뼈둘레(supraorbital rim)에서 1.5 cm 가쪽으로 주행하는 지형적 “Pitanguy” 선과 관련되어 있다. 해부학적으로, 이 신경은 SMA보다 깊게 위치하다가, 광대활의 약 2 cm 위쪽에서 관자마루근막(temporoparietal fascia)의 밑면을 따라가다 표면으로 올라온다. 이 신경은 얕은관자동맥의 앞쪽 가지(anterior branch)와 밀접한 관계가 있다. 이 신경이 파수꾼정맥(sentinel vein)의 수준에 도달하면, 그것은 아래관자공간(lower temporal space)의 지붕에 있는 정맥보다 얕게 위치한다.

광대가지(The Zygomatic Branch)

광대가지는 귀밑샘(parotid gland) 내를 가로질러 간다. 앞쪽으로 빠져 나오면서, 그것은 광대의 꼬리쪽와 귀밑샘의 머리쪽에 위치한다. 그것은 가로얼굴동맥(transverse facial artery)과 함께 깨물근을 따라 주행한다. 주광대인대(main zygomatic ligament)의 위치에서, 이 신경은 아래눈둘레근(lower orbicularis oculi muscle)으로 가는 가지를 낸다. 그 다음 이 신경은 안쪽으로 계속 진행하고 큰광대근과 작은광대근의 밑면으로 신경이 들어간다.

볼가지(The Buccal Branch)

위쪽 및 아래쪽 볼신경줄기는 깨물근근막 내로 주행한다. 깨물근의 앞쪽 경계에 이르면, 이 신경은 위쪽 및 아래쪽 깨물근인대와 함께 얕게 가로지른다.

아래턱모서리가지 (The Marginal Mandibular Branch)

아래턱뼈각에서, 이 신경은 넓은목근귓바퀴근막(platysma–auricular fascia) 내에서 주행하고, 아래턱인대까지 계속해서 깨물근을 따라 앞쪽으로 주행한다. 전통적 가르침은 이 신경가지의 81%가 아래뼈 경계보다 위쪽에 있고, 이 신경가지가 얼굴동맥과 정맥의 앞쪽으로 가로지르면 모든 신경가지가 아래뼈 경계보다 위쪽에 위치한다고 말하고 있다.

목가지(The Cervical Branch)

이 신경은 넓은목근섬유의 지배신경이며, 목 내의 아래쪽으로 주행하는 일련의 가지를 대개 포함한다.

그림 1.16은 얼굴신경의 5개 주요 신경가지의 육안해부학(gross anatomy)을 나타낸다.

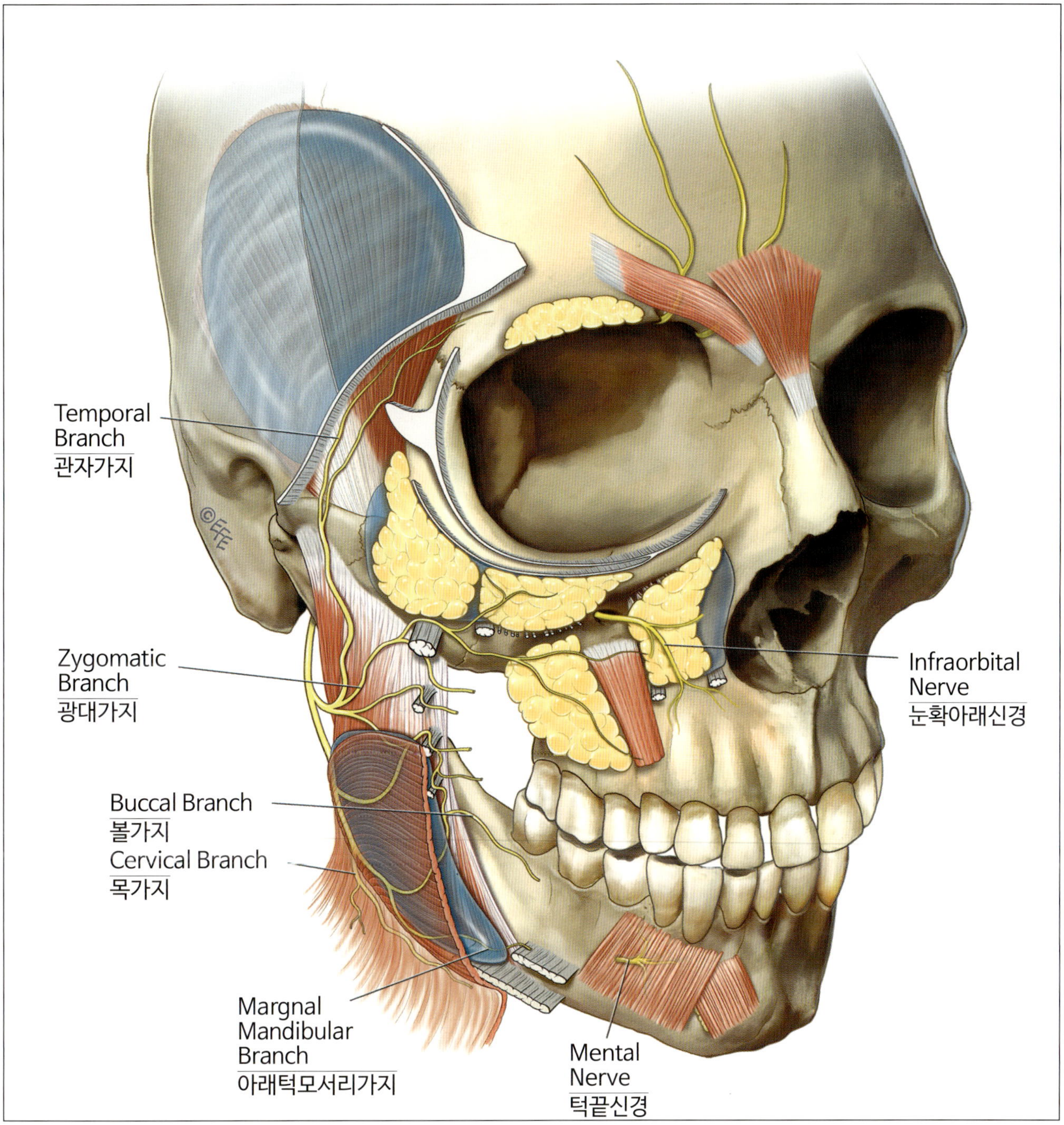

그림. 1.16 얼굴신경의 5개 주요 신경가지들에 대한 그림

가운데얼굴의 혈관해부학(The Vascular Anatomy of the Midface)

가운데얼굴의 동맥해부학 (Arterial Anatomy of the Midface)

우리는 다음 장에서 입주위 혈관의 해부학을 다룰 것이다. 가운데얼굴과 관련하여, 우리는 눈구석동맥(angular artery)부터 시작한다(**비디오 1.3**). 눈구석동맥의 시작하는 지형적인 위치는 코의 코끝위변곡(supratip break)로부터의 수평선과 정중선으로부터 대략 3.5 cm의 수직 가운데동공선(vertical midpupillary line)의 교차점이다. 전통적으로 눈구석동맥은 눈동맥(ophthalmic artery)의 콧등가지(dorsal nasal branch)를 연결하는 콧방울얼굴고랑(alar-facial groove)의 안쪽 연결(medial commissure)의 머리쪽으로 가로지른다. 눈구석동맥의 우회 통로(detoured course)는 30%까지 관찰되었다. 이 동맥은 얼굴정중시상선(facial midsagittal line)으로 눈둘레근의 아래쪽 경계를 따라 주행하고 코광대고랑 부근에서 더 가쪽으로 궤적(more lateral trajectory)을 취한다. 이 해부학적 변이에 대한 지식은 코광대고랑를 교정하는 필러시술자에게 중요하다. 얼굴의 아래 눈꺼풀과 눈확아래 부위에서는 이러한 동맥가지가 피부밑층으로 나와 눈물도랑과 코광대고랑에 필러주사 시 취약상태에 놓여지게 된다. 이러한 결과는 노화현상의 교정을 위한 깊은 눈둘레근밑면 내 캐뉼라 주사법의 신뢰성을 부여한다.

Pessa와 Rohrich는 눈확아래 신경혈관다발의 출현을 확인하기에 적합한 지형 표지물로서 눈꺼풀볼주름(lid-cheek crease)와 코광대주름(nasojugal crease)의 교차점으로 설명한다. 눈확아래동맥의 오름가지(ascending branch)는 골막앞지방위를 가로지른다. 이것은 이전에 눈확아래동맥의 눈꺼풀가지(PIOA)로 알려져 왔다. 사체 연구에서, 이 다발은 눈꺼풀틈새(palpebral fissure)로 올라가면서 안쪽눈둘레근밑지방(medial SOOF)구획을 가로지르는 것으로 확인되었다. Hwang 등은 눈확아래동맥의 눈꺼풀가지(PIOA)의 위치가 안쪽눈구석(medial canthus)에서 눈 폭의 약 절반 정도라고 보고했다. 눈구석동맥 위치는 지형학적으로 대략 정중선에서 1.7 cm 지점과 안쪽눈구석에서 아래 1.3 cm 지점에 있다.

가운데얼굴의 정맥해부학 (Venous Anatomy of the Midface)

눈구석정맥은 위턱앞공간의 가쪽 경계로 주행하면서 SMAS 밑 해부학적 공간의 존재로 인해 깊은 구조물에 의한 운동성 제한되지 않는다(untethered). 이 공간 경계의 안쪽과 머리쪽에서 눈구석정맥은 현저히 감소된 운동성을 가지고, 안쪽눈구석과 눈물도랑인대 기시부에 근접하면서 골막앞조직과 밀접해진다. 코 가쪽면에 안쪽눈구석힘줄(medial canthal tendon)의 앞쪽에 있는 눈구석정맥은 눈둘레근의 아래안쪽 경계(inferomedial boundary)를 따라 곡선을 이룬다. 일단 그 정맥이 안쪽눈구석에서 적어도 5 mm 가쪽에 있게 되면, 눈둘레근의 가장자리와 뒤쪽 피막과 함께 자유롭게 움직인다. 사체해부는 눈물도랑인대의 위치에서 눈구석정맥의 운동성이 제한(tethering)되는 것으로 밝혀졌다. 저자들은 얕은 눈물도랑의 볼륨화 시술 후에 눈구석정맥의 충혈(engorgement)이 생길 것이라고 생각한다. 이로 인해 가쪽위코벽(lateral upper nasal wall)과 눈물샘부위(lacrimal region)에서 눈구석정맥이 현저하게 돌출될 수 있다.

주사 시 중요한 점

필러시술자는 원하지 않는 결과를 피하기 위해 위가운데얼굴의 모든 구조물의 깊이(DEPTH)에 대한 예리하고 깊이있는 이해를 가져야만 한다

그림 1.17은 가운데얼굴의 육안혈관해부학(gross vascular anatomy)을 묘사하고 있다.

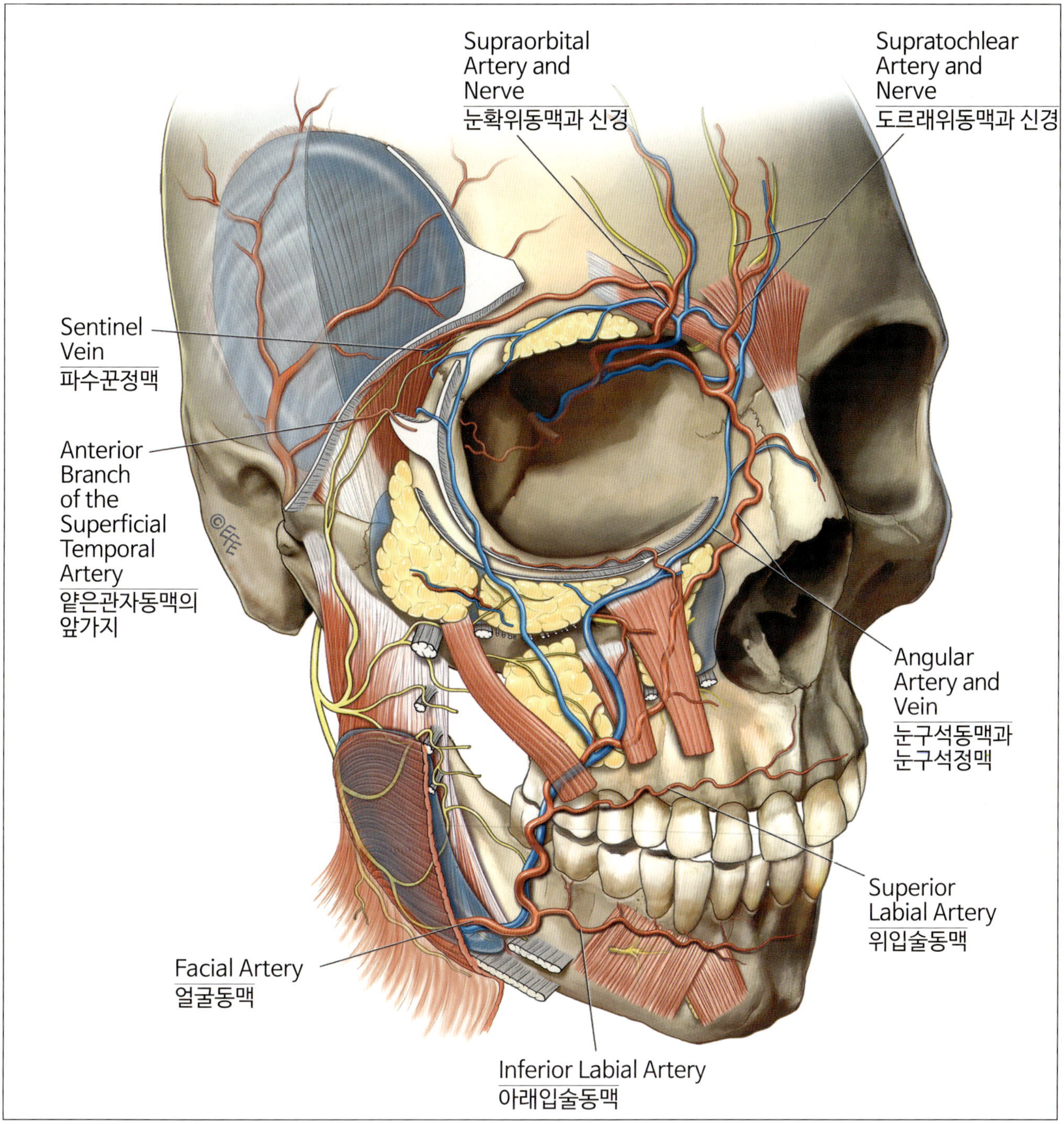

그림. 1.17 얼굴의 주요한 정맥 및 동맥 해부학에 대한 그림

위턱앞공간(The Premaxillary Space)

깊은안쪽볼지방구획보다 얕게 SMAS가 위치한다. SMAS는 얕은안쪽볼지방구획의 밑면에서 견고하지만, 코입술주름에 가까워지면서 약화된다. 깊은안쪽볼지방구획의 안쪽 구성요소(medial component)의 앞면에는 위입술올림근(LLS)과 그 다음으로 위턱앞공간이 위치한다. 이 위턱앞공간은 SMAS와 인접한 눈둘레근의 뒤쪽 피막(posterior capsule) 밑까지 확장된다. 눈확아래 신경혈관다발은 위입술올림근(LLS)의 앞면에 있는 위턱앞공간의 바닥에 위치한다. 눈구석정맥은 그 공간의 가쪽 가장자리(lateral border)를 가로지른다. 임상적으로, 필러시술자는 캐뉼라를 사용하여 위턱앞공간과 깊은조롱박공간 모두에 접근할 수 있다. 캐뉼라가 피부를 관통하여 피부밑을 통과하면, 필러시술자는 캐뉼라의 각도를 조절함으로써 캐뉼라가 어느 공간에 있는지 결정할 수 있는 능력을 용이하게 한다. 해부학적으로, 캐뉼라가 코입술주름에서 깊게 들어가면, 캐뉼라는 SMAS 밑면에 도달하게 된다. 얕은 30° 각도는 위턱앞공간에 캐뉼라가 들어가게 된다. 캐뉼라가 뼈에 이르도록 가파르게 60~90° 각도가 되면, 깊은조롱박공간 내에 안전하게 들어갈 것이다(**그림 1.18, 1.19**).

캐뉼라가 목표 공간 중 하나에 들어 갔다는 임상적 확인은 캐뉼라의 자유로운 통과와 움직임을 인지하는 것이다. 만약 필러시술자가 저항을 느끼면, 캐뉼라가 깊은안쪽볼지방구획(DMCF)에 있을 것이다. 증례서술적으로(anecdotally), 우리는 깊은조롱박공간의 볼륨화를 위해 높은 응집 필러, 수산화인회석(hydroxyapatite), 또는 자가지방을 권장한다. 우리는 이러한 공간의 볼륨화를 위해 수성 기반의 필러(aqueous-based filler)를 권장하지 않는다. 위턱앞공간의 육안해부학(gross anatomy)은 **그림. 1.20**에서 보여진다.

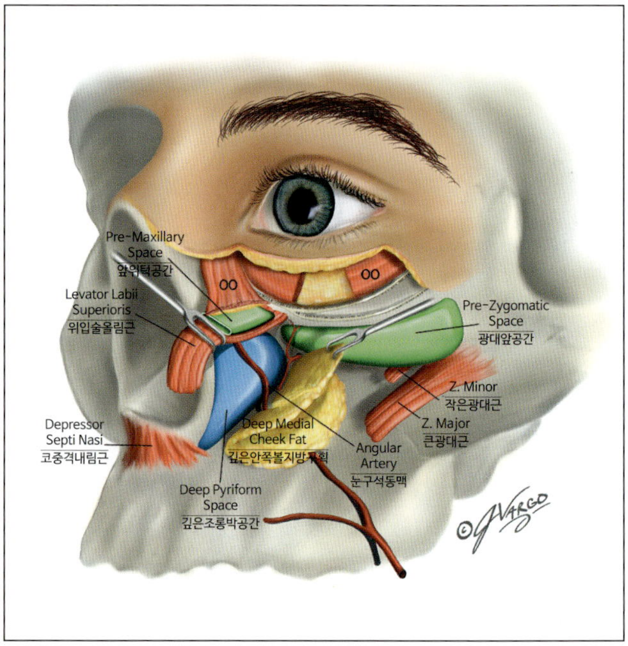

그림. 1.18 깊은조롱박공간과 중요한 인접한 해부학적 구조에 대한 그림

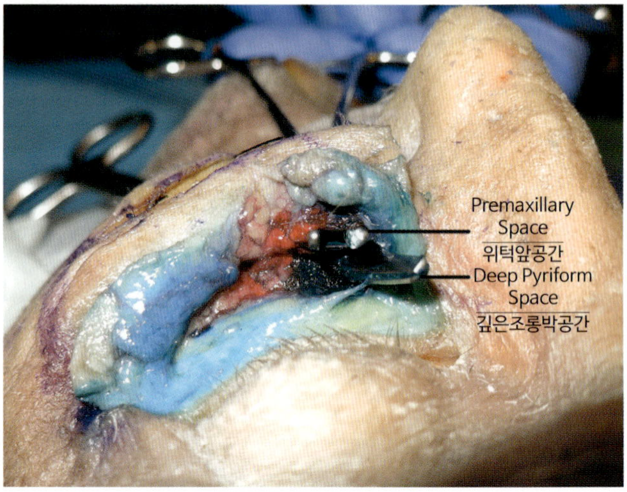

그림. 1.19 수술기구들이 위턱앞공간과 깊은조롱박공간에 위치한다. 기구들이 눈물도랑인대를 통해 나오게 되며, 이러한 구조가 뚜렷이 다른 평면에 존재함을 보여준다. (From Surek C, Vargo J, Lamb J. Deep pyriform space: anatomical clarifications and clinical implications. Plast Reconstr Surg. 2016;138(1). 2016 with permission)

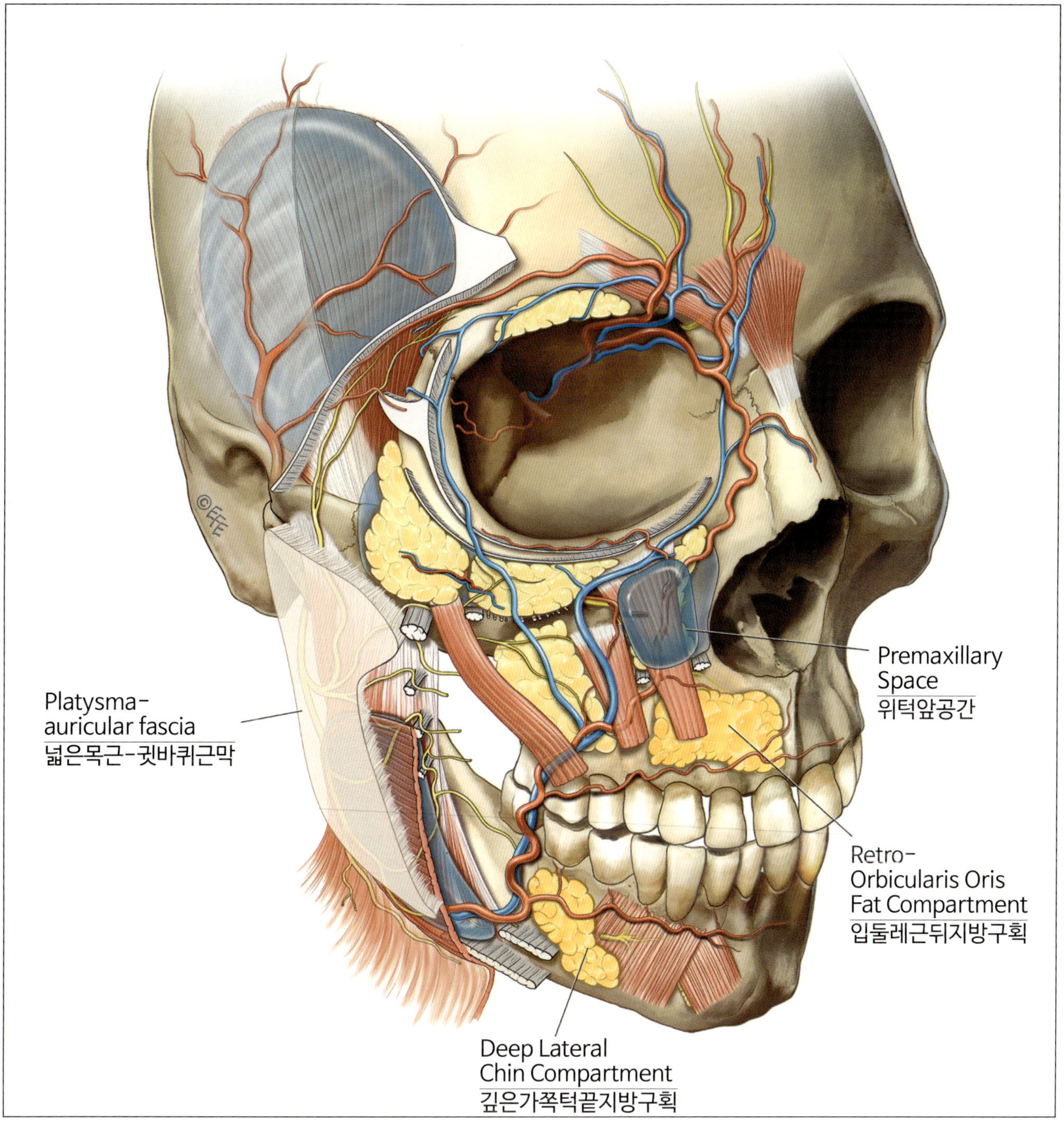

그림. 1.20 위턱앞공간과 넓은목근-귓바퀴근막(platysma-auricular fascia)에 대한 그림

눈확아래지방구획 "광대주머니"와 얕은볼지방구획들(The Infraorbital Fat Compartment "Malar Bag" and the Superficial Cheek Compartments)

위가운데얼굴(The Upper Midface)

눈둘레근보다 얕게 눈확아래지방구획과 동의어인 광대지방구획(malar fat compartment)이 있다. 눈둘레근과 광대지방구획은 해부학적으로 하나의 림프통로(single lymphatic channel)에 의해 배액되는 단 하나의 조직공간(solitary tissue space)으로 염색되며, 볼림프절(buccal node)로 빠져나간다(**그림 1.21**). 이 공간에 주사할 경우, 감소된 림프관이 눈확주위 부종 및 의인광대주머니(iatrogenic malar bag)를 유발할 수 있으므로 주의해야 한다(**그림 1.22**).

위가운데얼굴의 함정 1

의인광대언덕(Iatrogenic malar mound): "벌에 쏘인 모습"
설명 : 눈확아래지방덩이(infraorbital fat pad)에 얕게 주사.

해부학적으로, 광대주머니는 눈둘레근유지인대(ORL)와 광대피부인대(zygomaticocutaneous ligaments)의 피부부착 부위(cutaneous insertion)들 사이에 형성된다. 저자는 눈꺼풀광대고랑(palpebromalar groove)으로서 눈둘레근유지인대의 피부부착 부위를 말한다. 이 고랑은 눈물도랑의 가쪽 연속(lateral continuation)이다. 광대주머니는, 정의상 눈둘레근의 비대인 눈꽃줄(festoon)과 혼동되어서는 안된다. Guy Massry는 광대언덕(malar mound)을 젖은 또는 마른눈꽃줄(wet or a dry festoon)로 묘사했다. 아마도 젖은눈꽃줄은 림프기능장애(lymphatic dysfunction)를 나타내는 반면, 마른눈꽃줄은 피부의 느슨함/과잉을 나타낸다.

얕은 가쪽지방구획, 가운데지방구획, 안쪽지방구획, 코입술지방구획들은 혈관화된 사이막(vascularized septae)에 둘러싸여있다. 이 공간의 지방세포 크기는 신체비만지수(BMI)가 증가함에 따라 증가한다. 깊은지방구획이 지질대사 및 체중변화에 덜 반응한다는 추측은 논란의 여지가 있다. 노화된 용적 손실은 가쪽 얕은지방구획에서 시작되어 안쪽으로 전이하는 것으로 가정되었다. 이것은 얼굴노화와 함께 광대밑함몰(submalar hollow)과 코광대고랑(nasojugal groove)의 진행과 중증도(severity)와 상관관계가 있다. 본질적으로 이러한 지형도 변화는 환자의 얼굴노화의 정도를 분류하기 위한 일화적 척도(anecdotal scale)로 작용할 수 있다.

이 지방구획 내의 부피는 피부구조의 지지와 피부긴장도(turgor)를 주고, 랑게르의 선(Langer's lines)으로 묘사된 아교성 피부밑 섬유 내 장력 분포를 추정할 수 있게 한다. 항상 인정받는 것은 아니지만, 바로 피부밑 조직(immediate subdermal tissues)에서 랑게르의 선은 볼륨화 시술(volumizing procedures)이 결과적으로 볼의 모양이 어떻게 결정되는 것인지와 관련이 있다. 얕은 공간의 팽창은 평행한 그 다발들의 위가쪽 변위(superolateral displacement)를 통해 볼의 볼록함에 영향을 줄 수 있다. 캐뉼라를 기반으로 하는 시술에서, 얕은 안쪽과 가운데 지방구획의 경계는 그들을 나누는 혈관화된 사이막을 통해 캐뉼라가 통과할 때 저항이 느껴지므로 쉽게 알 수 있다. Gierloff는 깊은볼지방덩이의 얕은연장부위(superficial extension of the deep buccal fat pad)가 이 두 얕은 공간의 꼬리쪽 경계의 지지를 제공한다고 묘사하였다.

주사 시 중요한 점

고랑과 표면 주름은 얕은 림프관과 관련이 있다. 이러한 고랑을 채우면 림프관을 막고, 표정 움직임을 왜곡시킬 수 있다.

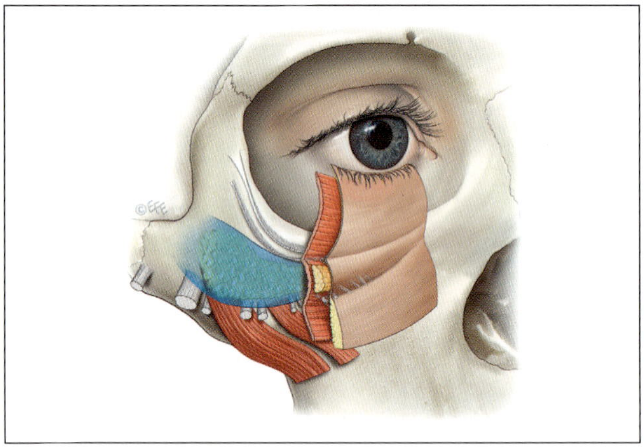

그림. 1.21 위가운데얼굴의 해부학적 깊이관계에 대한 그림. 광대앞공간이 깊은눈둘레근밑면(deep suborbicularis plane, 파란색 피막)에서 보여진다. 눈확광대인대가 눈물도랑주름을 형성하는 피부에 부착되는 눈둘레근을 통해 가느다란 나뭇가지처럼 뻗는(arborizing) 것을 보여준다. 광대피부인대는 눈둘레근을 통해 분지하여 위쪽으로 눈확아래 광대지방구획(infraorbital "malar" fat compartment)과 아래쪽으로 얕은볼지방구획 사이에 칸막이를 형성한다. 광대피부인대의 피부부착은 임상적 광대언덕(malar mound)에서 보여주는 특징적인 피부 주름을 형성한다.

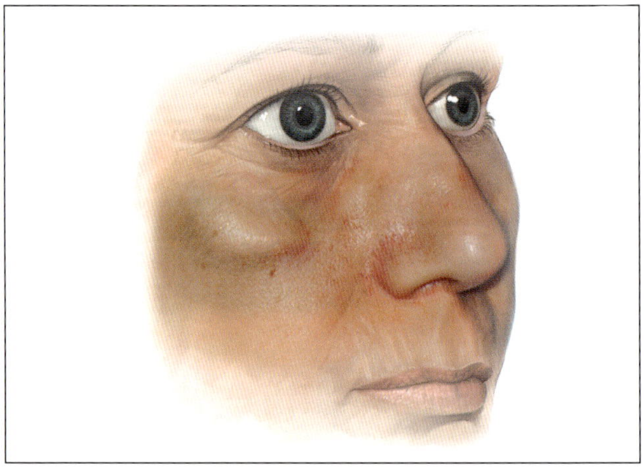

그림. 1.22 눈확아래광대지방구획에 얕게 주사하여 생긴 의인광대언덕(iatrogenic malar mound)의 사진. 위쪽으로 눈확광대인대의 피부부착 부위와 아래쪽으로 광대피부인대를 주목하라.

그림 1.23은 이 절에서 논의된 지방구획들의 육안해부학을 보여준다.

주사 시 중요한 점

얕은지방층에 주사할 때, 랑게르의 선(Langer's lines)에 수직으로 주사하라.

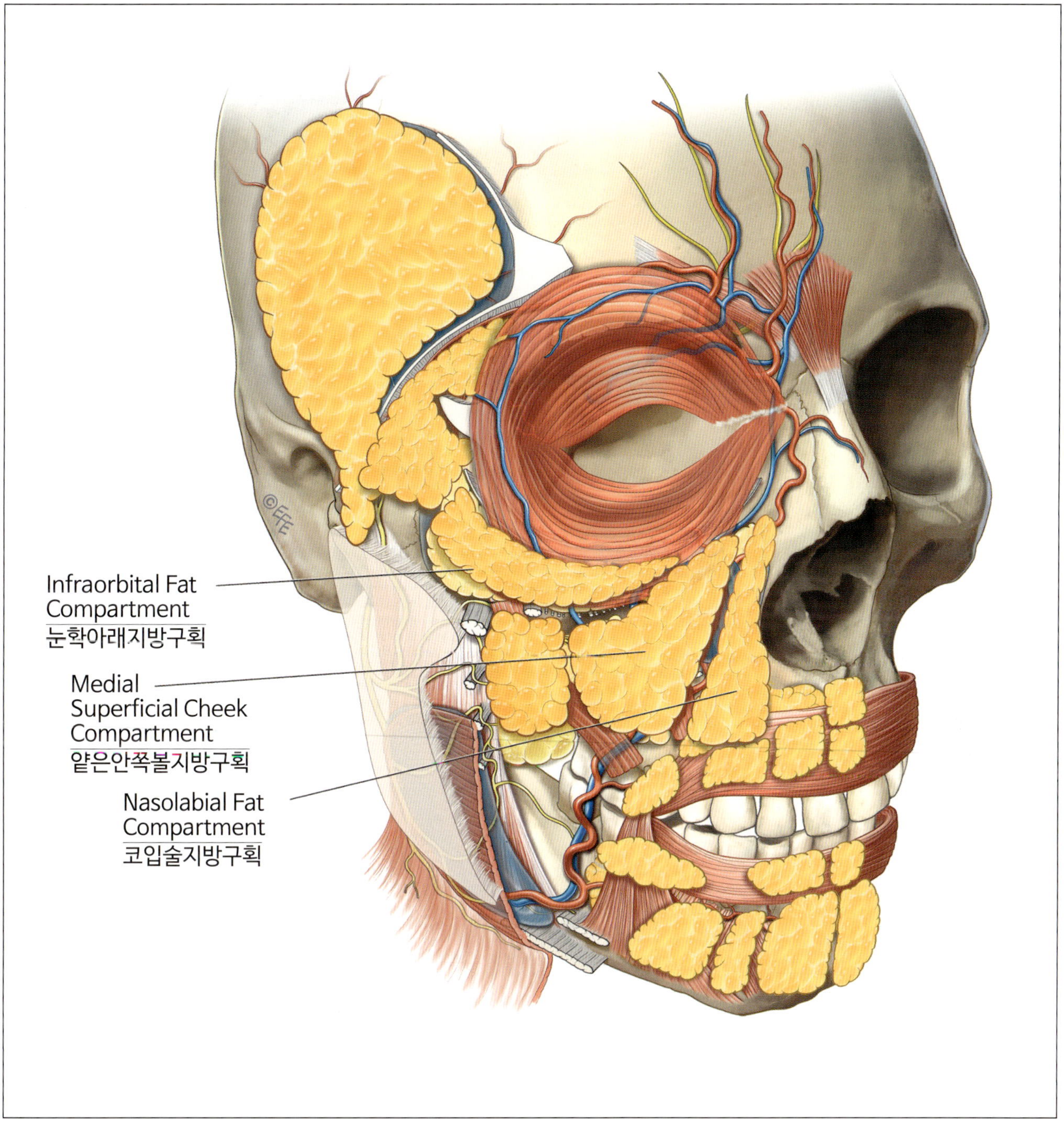

그림. 1.23 가운데얼굴에서 SMAS위(얕은지방층에서 SMAS까지) 지방구획들에 대한 그림.

가운데얼굴 볼륨화를 위한 저자의 선호 기법(The Authors' Preferred Techniques for Midfacial Volumization)

깊은층 볼륨화(Deep Volumization)

가운데얼굴 용적 추가기법은 먼저 조직의 불일치/처짐(dissent/sagging) 대 골격결핍에 주안점을 둔 노화의 특징으로 나눈다. 목표는 가장 주목할 만한 결핍의 영역에서 최적화된 용적의 회춘이다. 중등도 내지 높은 G 프라임(high−G prime) 필러 또는 자가지방 증대술을 이용하여 지방구획 및 SMAS밑 공간을 기반으로 하는 접근법은 감소된 인대지지와 연조직지지의 영역들을 대상으로 한다.

가쪽가운데얼굴(깊은층 주사방법) (Lateral Midface (Deep Injection))

심한 코광대주름(nasojugal fold)을 보이는 사람은 여러 영역에 용적이 부족할 수 있다. 먼저 아래쪽 눈꺼풀벡터에 대한 평가가 내려진다. 부정적인 벡터가 있는 사람들의 일차적 증대부위는 광대앞공간이다(**비디오 1.2**). 가쪽눈구석의 아래가쪽(inferolateral) 1.5 cm에 주입구를 만든다. 주사하지 않는 손(noninjection hand)으로 "잡아 당김(pinch−and−pull)" 기술을 사용하면 광대앞공간 피막을 통한 캐뉼라 통과가 용이해진다. 이 피막은 눈둘레근 뒤면에 위치한 SMAS층과 유사하다.

캐뉼라가 이 피막을 관통할 때 "툭(pop)"하는 것이 만져지고 종종 들을 수도 있다. 일단 광대앞공간에 들어가면, 필러시술자는 위쪽 위턱(upper maxilla)을 따라 캐뉼라를 자유롭게 움직일 수 있다. 광대앞공간은 대략 실라스틱 볼 보형물의 모양을 가진다. 이 공간은 가쪽눈구석구조(lateral canthal structures)의 연장부위인 가쪽눈확비후(lateral orbital thickening) 지점까지 위가쪽으로 확장된다. 필러시술자는 그 공간 내에서 캐뉼라를 움직여 꼬리쪽 경계(광대피부인대)와 머리쪽 경계(눈둘레근유지인대, ORL)를 느낄 수 있다. 광대앞공간에서 전형적으로 약 0.6 mL의 필러 혹은 약 1.4~1.5 mL의 지방이식 용량을 사용한다.

앞가운데얼굴(깊은층 주사방법) (Anterior Midface (Deep Injection))

저자가 선호하는 눈물도랑교정을 위한 기법은 깊은조롱박공간 또는 위턱앞공간을 통해 수직의 석순(stalagmite) 모양으로 채워지는 자가지방 또는 기성의 HA (hyaluronic acid) 필러를 캐뉼라로 수직 주사하는 방법이다(**비디오 1.4**). 이 공간들은 코입술주름에서 콧방울바닥(alar base)부터 아래가쪽(inferolateral) 약 1.5 cm의 주입구를 통해 접근하게 된다.

그림 1.24는 가운데얼굴의 깊은층 볼륨화를 위한 저자의 선호기법을 보여준다.

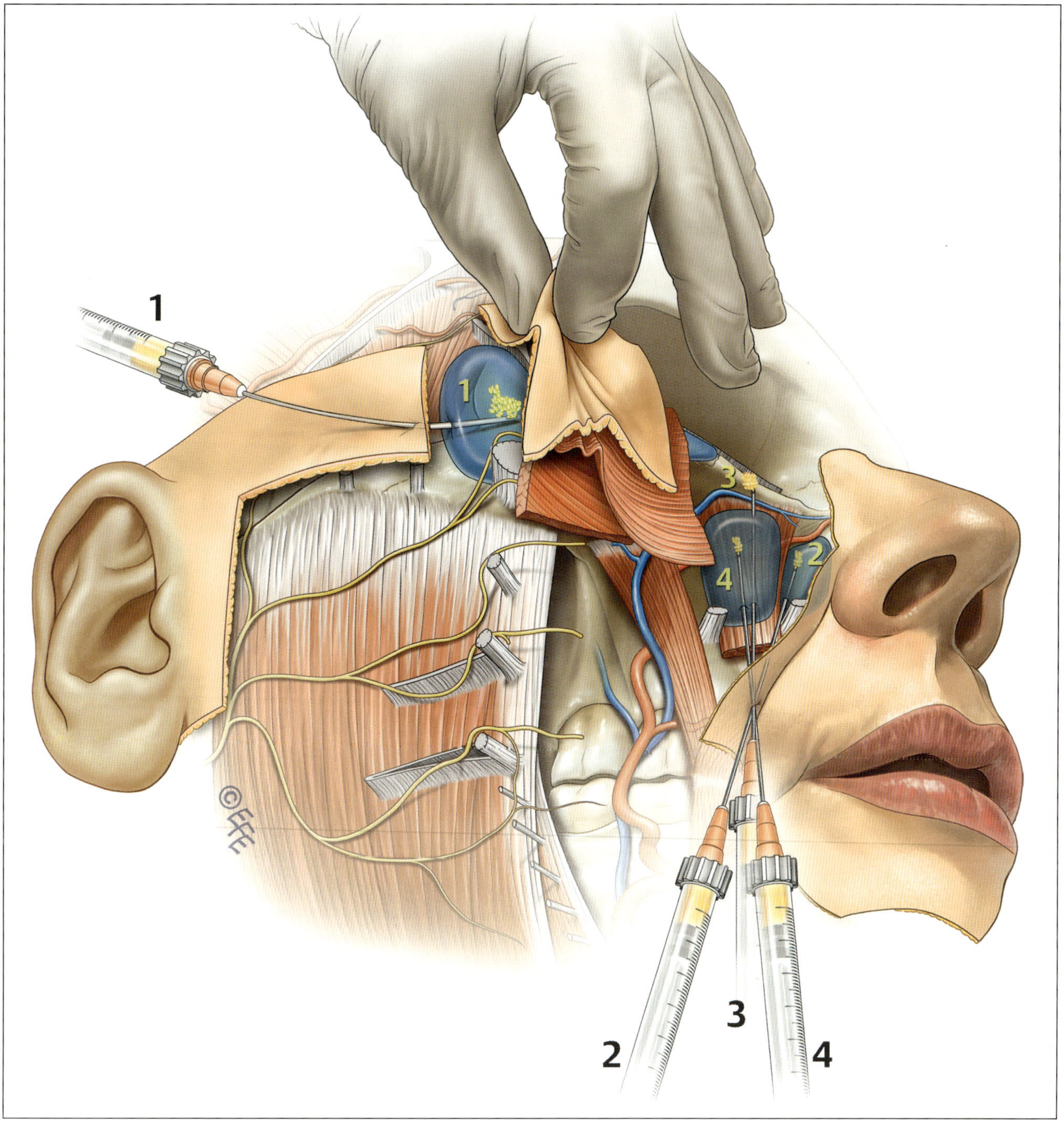

그림. 1.24 앞 및 가쪽 가운데얼굴에서 깊은 볼륨화를 위한 저자의 선호기법을 묘사한 그림

얕은층 볼륨화 (Superficial Volumization)

가쪽가운데얼굴(얕은층 주사방법) (Lateral Midface (Superficial Injection))

광대앞공간의 가쪽제한으로 인해, 그 공간에서의 볼륨화는 가쪽광대범위(lateral zygoma sweep)까지는 해결되지 않는다. 이 문제를 해결하기 위해 필러시술자는 광대관자봉합(zygomaticotemporal suture) 위에서 de Maio V1 주사방법(**비디오 1.5**)을 수행할 수 있다. 이 위치에서 약 0.25~0.4 mL 덩어리주사(bolus injection)하면, 볼의 볼록면에 걸쳐 전달효과(transmitted effect)가 나타난다. 또한, de Maio V2 주사방법은 주광대인대의 머리쪽 경계에 위치하며, 가쪽볼돌출(lateral cheek projection)을 더욱 증진시킨다.

앞가운데얼굴(얕은층 주사방법) (Anterior Midface (Superficial Injection))

볼 반경의 전반적인 감소와 함께 볼 내의 피부긴장도(turgor) 소실은 SMAS위 지방구획에 얕은층 필러주사 또는 지방이식으로 교정한다. 일차적 목표대상은 Pessa 등이 기술한 바와 같이 얕은가운데볼지방구획과 얕은안쪽볼지방구획이다. 이 지방구획들은 코입술주름에서 콧방울바닥으로부터 아래가쪽(inferolateral) 약 1.5 cm의 주입구를 통해 접근된다. 얕은안쪽볼지방구획과 얕은가운데볼지방구획의 경계는 그들을 나누는 혈관화된 사이막을 통해 캐뉼라를 통과할 때 느껴지는 저항으로 쉽게 알 수 있다(**그림 1.25**). 필러시술자는 이러한 지방구획들을 가로질러 광범위하게 부채살처럼 주입하면서 조화롭게 하여, 용적과 윤곽을 복원할 수 있다

윤곽의 전락(step−off)이 볼의 곡면과 눈꺼풀의 가쪽 지방덩이(lateral fat pad)의 아래면 사이에서 분명할 경우에는 Arthur Swift가 옹호하는 주사방법이 유익하다. 이 방법은 광대얼굴다발(zygomaticofacial bundle)의 예상 주행통로의 머리쪽으로 주사한다. 주사 시 혈관에 들어가지 않은 것을 확인하기 위하여 역류 조작(reflux maneuver)을 수행하는 것이 좋다. 일반적으로, 이 주사방법을 위해 HA 필러는 추가의 리도카인(Xylocaine)과 혼합한다. 이러한 용적의 증가때문에, 주사 전과 역류 후에 조직을 천막처럼 만들기 위해 바늘을 약간 들어 올린다. 이 주사방법은 날카로운 바늘로 수행되며, 저자는 이 위치에서 캐뉼라를 이용한 지방주입을 권장하지 않는다.

그림 1.26은 가운데얼굴의 얕은층 볼륨화를 위한 저자의 선호기법을 보여준다.

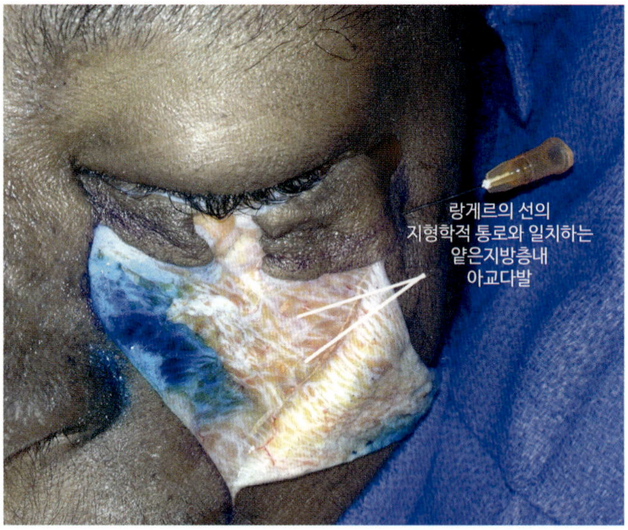

그림. 1.25 랑게르의 선의 통로와 일치하는 얕은지방층 내 아교탄력다발(collagen elastin bundles)을 보여주기 위해 피부가 젖혀진 사체 표본

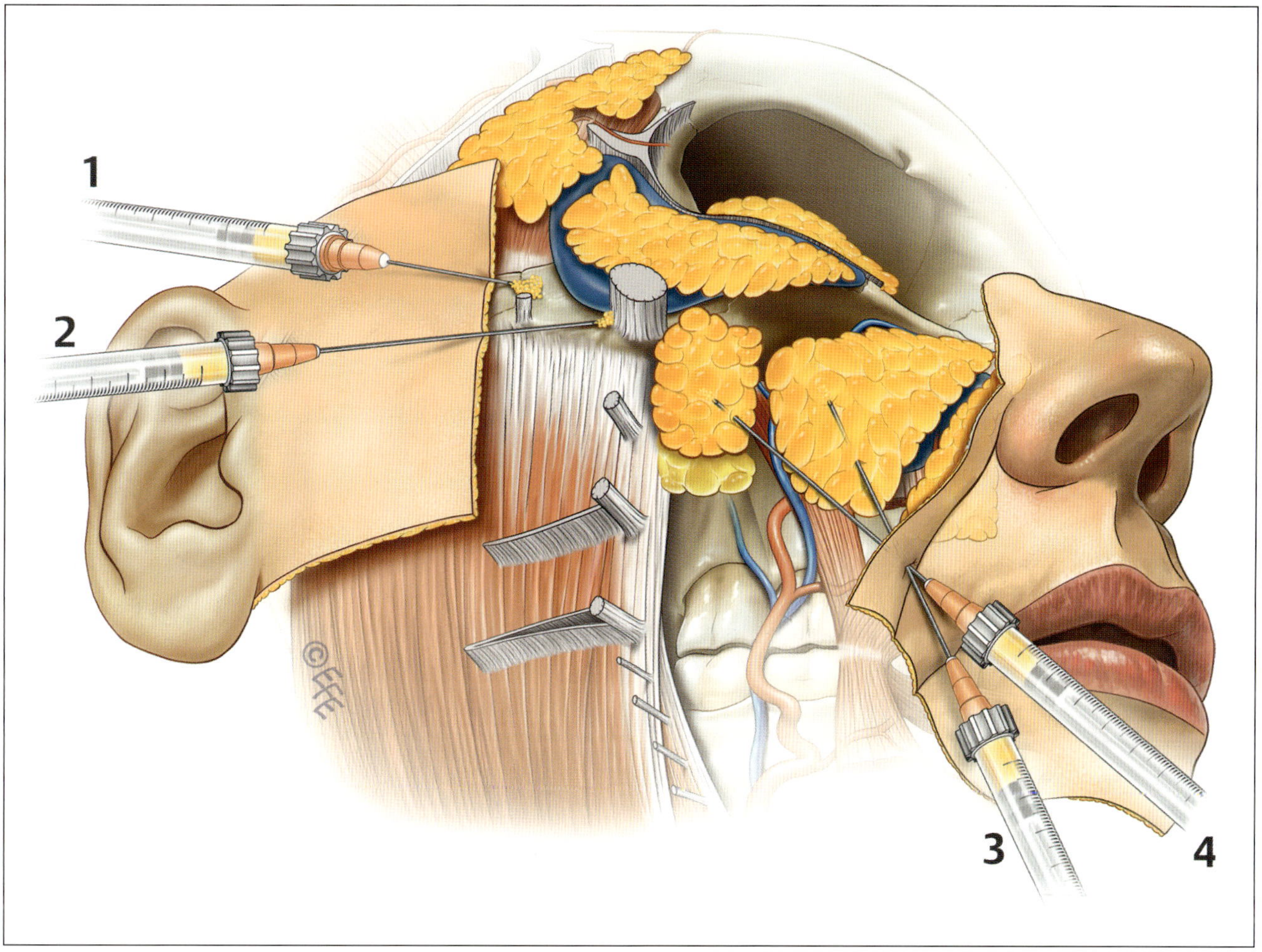

그림. 1.26 de Maio의 덩어리주사(bolus injection)방법과 앞 및 가쪽 가운데얼굴에서 얕은 볼륨화를 위한 저자의 선호기법을 묘사한 그림

Suggested Reading

Aiache AE, Ramirez OH. The suborbicularis oculi fat pads: an anatomic and clinical study. Plast Reconstr Surg 1995;95(1):37–42

Alghoul M, Codner MA. Retaining ligaments of the face: review of anatomy and clinical applications. Aesthet Surg J 2013;33(6):769–782

Cotofana S, Schenck TL, Trevidic P, et al. Midface: clinical anatomy and regional approaches with injectable fillers. Plast Reconstr Surg 2015; 136(5, Suppl):219S–234S

Donofrio LM. Fat distribution: a morphologic study of the aging face. Dermatol Surg 2000;26(12):1107–1112

Faras J, Pessa J, Hubbard B, et al. The science and theory behind facial aging. Plastic and Reconstructive Surgery –Global Open 2013; 1(1):e8–e15

Furnas DW. The retaining ligaments of the cheek. Plast Reconstr Surg 1989;83(1):11–16

Gierloff M, Stöhring C, Buder T, Wiltfang J. The subcutaneous fat compartments in relation to aesthetically important facial folds and rhytides. J Plast Reconstr Aesthet Surg 2012;65(10):1292–1297

Gierloff M, Stöhring C, Buder T, Gassling V, Açil Y, Wiltfang J. Aging changes of the midfacial fat compartments: a computed tomographic study. Plast Reconstr Surg 2012;129(1):263–273

Gosain AK, Klein MH, Sudhakar PV, Prost RW. A volumetric analysis of soft-tissue changes in the aging midface using high-resolution MRI: implications for facial rejuvenation. Plast Reconstr Surg 2005;115(4):1143–1152, discussion 1153–1155

Guyuron B, Rowe DJ, Weinfeld AB, Eshraghi Y, Fathi A, Iamphongsai S. Factors contributing to the facial aging of identical twins. Plast Reconstr Surg 2009;123(4):1321–1331

Kikkawa DO, Lemke BN, Dortzbach RK. Relations of the superficial musculoaponeurotic system to the orbit and characterization of the orbitomalar ligament. Ophthal Plast Reconstr Surg 1996;12(2):77–88

Lambros V. Observations on periorbital and midface aging. Plast Reconstr Surg 2007;120(5):1367–1376, discussion 1377

Mendelson B, Wong C. Anatomy of the aging face. In: Neligan PC, ed. Plastic Surgery. Vol. 2. 3rd ed. Philadelphia, PA: Elsevier Saunders; 2013:78–92

Pessa J, Rohrich R. Facial Topography: Clinical Anatomy of the Face. St. Louis, MO: Quality Medical Publishing; 2012

Stuzin JM, Baker TJ, Gordon HL. The relationship of the superficial and deep facial fascias: relevance to rhytidectomy and aging. Plast Reconstr Surg 1992;89(3):441–449, discussion 450–451

Surek CC, Beut J, Stephens R, Jelks G, Lamb J. Pertinent anatomy and analysis for midface volumizing procedures. Plast Reconstr Surg 2015;135(5):818e–829e

Surek C, Beut J, Stephens R, Lamb J, Jelks G. Volumizing viaducts of the midface: defining the Beut techniques. Aesthet Surg J 2015;35(2):121–134

Wan D, Amirlak B, Giessler P, et al. The differing adipocyte morphologies of deep versus superficial midfacial fat compartments: a cadaveric study. Plast Reconstr Surg 2014;133(5):615e–622e

Wan D, Amirlak B, Rohrich R, Davis K. The clinical importance of the fat compartments in midfacial aging. Plast Reconstr Surg Glob Open 2014; 1–8

Wong CH, Mendelson B. Facial soft-tissue spaces and retaining ligaments of the midcheek: defining the premaxillary space. Plast Reconstr Surg 2013;132(1):49–56

Wong CH, Hsieh MK, Mendelson B. The tear trough ligament: anatomical basis for the tear trough deformity. Plast Reconstr Surg 2012;129(6):1392–1402

Yang HM, Lee JG, Hu KS, et al. New anatomical insights on the course and branching patterns of the facial artery: clinical implications of injectable treatments to the nasolabial fold and nasojugal groove. Plast Reconstr Surg 2014;133(5):1077–1082

Chapter 2

얼굴의 아래눈꺼풀과 광대부위의 림프해부학 (The Lymphatic Anatomy of the Lower Eyelid and the Malar Region of the Face)

서론(Introduction) 27

얼굴의 림프관(Facial Lymphatics) 28

외과의사를 위한 조언 (Ramifications for the Surgeon) 32

2

2 얼굴의 아래눈꺼풀과 광대부위의 림프해부학 (The Lymphatic Anatomy of the Lower Eyelid and the Malar Region of the Face)

Sajna Shoukath and Mark Winter Ashton / 박은수 역

얼굴의 림프관에 대한 명확한 이해는 얼굴 주사 해부학에서 자칫 잊혀지기 쉬운 부분이다. 이 지식을 공부하는 것은 지속되는 림프부종(lymphedema)으로 인한 불만족스러운 결과를 예방하기 위하여 주사기에 비밀병기를 장착한 것과 같다. 특히, 가운데얼굴(midface)에서의 술기 시 주사 깊이의 중요성은 아무리 강조해도 지나치지 않다.

저자는 얼굴의 주사와 지방이식술을 하는 의사들을 위해 얼굴의 림프관에 대한 매우 훌륭한 연구결과들을 발표한 Dr. Shoukath와 Ashton에게 감사를 표한다. 의인성(iatrogenic)으로 지속되는 눈확부종은 림프관이 손상되거나 헝클어짐으로써 발생하고, 히알루론산 필러의 경우에는 림프관 주위로 필러 입자가 응집함으로써 발생할 수 있다. 광대앞공간(prezygomatic space)에서 볼륨 배치(volume placement)를 위한 캐뉼라를 사용할 때에는 눈확 부위의 가동 구역(mobile segment) 가쪽에서 진입할 때 캐뉼라를 광대의 골막(malar periosteum)에 직접 닿을 때까지 향한 후 안쪽으로 전진해야만 안전하다. 다층 구조의 눈둘레근유지인대(Orbicularis retaining ligament)가 존재하는 구역에 날카로운 바늘로 주입을 시도할 때는 가쪽 심부 림프관의 통로를 손상시키거나 충돌할 위험이 있으므로 주의하여야 한다. 광대위턱유지인대(zygomaticomaxillary retaining ligament) 주변의 해부학적 연구로 광대앞공간의 꼬리쪽 경계는 눈둘레근유지인대의 머리쪽에 존재하는 막성구조(membranous structure)가 아닌 일련의 뼈피부인대(osteocutaneous ligament)로 구성되어 있다는 사실이 밝혀졌다. 따라서 광대 앞공간에서 꼬리쪽의 볼륨화 술기(volume-based procedure)를 시행할 때는 치밀한 해부학적 구조들을 관통하지 않기 때문에 이론적으로 림프관들과 충돌을 덜 하는 경향이 있다.

– Jerome P.Lamb and Christopher C.Surek

서론(Introduction)

인체의 림프계통에 대한 지식은 주로 19세기와 20세기 초의 Sappey와 제자들의 연구에 그 기반을 두고 있다. 현재까지도 이 오래된 지식이 지속적으로 사용된 이유는 림프계통에 대해서 연구하기가 매우 까다롭기 때문이다. 림프혈관은 매우 작고 손상 받기 쉬우며, 여러 판막들의 존재하는 특징으로 인해 역행성 충전(retrograde filling)을 통한 림프계통의 방사선학적 분석(radiographic analysis)이 불가능하다.

최근 림프계통의 연구가 크게 발전한 것은 과산화수소(hydrogen peroxide)를 사용하는 방법으로 이전에는 불가능했던 림프관의 구조에 대한 영상화가 가능해졌기 때문이다. 이는 매우 중요한 발전이라 할 수 있는데, 현재의 림프관 해부학에 관한 많은 질문들이 기존문헌으로는 답변할 수 없기 때문이다.

인체의 림프계통은 정맥 시스템과 유사하게 매우 미세한 "림프모세관망"으로 이루어져 있으며, 혈관 직경은 단 20~70 um에 불과하다. 망(network)은 깊은진피(deep dermis)에서 보다 큰 집합앞림프관(precollecting vessel, 직경 70~150 um)으로 배출된다. "림프모세관(capillary)"과 "집합앞림프관(precollector)"은 모두 판막이 존재하지 않는다. 여기에서 림프는 좀 더 심부로 진행하면서 "집합(collecting)" 림프관으로 향하게 된다. 집합관(collecting vessel)은 직경이 150~350 um로 더 크며 매우 중요하게도 림프를 미리 정해진 하나의 "파수꾼(sentinel)" 림프절로 유도하는 역할을 하는 다중판막(multiple valves)을 포함하고 있다.

얼굴의 림프관(Facial Lymphatics)

얼굴에서 림프액은 주로 귀밑샘(parotid gland)과 턱밑 림프절(submandibular lymph node)로 향한다. 이들의 위치는 보통 일관되고 예측가능한 위치에 존재하는 얕은집합관과 깊은집합관을 통하여 배출된다. 집합관의 위치에 대한 해부학적 지식은 얼굴의 재볼륨화 술기(revolumizing procedure)에서 매우 중요한데, 집합림프관은 잘 손상되고 쉽게 압축될 수 있는 특성을 갖고 있어서 막히기 쉽고, 조직에서 배액된 림프액으로 인한 림프부종(lymphedema)을 야기할 수 있기 때문이다(**그림. 2.1**).

아래눈꺼풀(lower eyelid)과 결막(conjunctiva)은 특히 림프부종(lymphedema)과 결막부종(chemosis)이 생기기 쉽다. 실제로 최근의 추세는 눈둘레근유지인대(orbicularis retaining ligament, ORL)의 측면을 중심으로 보다 공격적이고 광범위한 범위의 수술을 하기 때문에 수술 후 눈확의 결막부종(periorbital chemosis)이 발생하는 빈도가 늘어났다. 최근에 발표된 연구결과에 따르면 2~3주를 넘도록 지속되는 결막부종의 합병증 발생률이 전통적인 0.8~1%에서 최대 34.5%까지 증가하였다. 발표된 연구들에서 결막부종 발생률의 증가는 아래눈꺼풀과 눈둘레근유지인대, 광대복합체(malar complex) 주변에서 보다 공격적인 수술을 하였기 때문으로 보고되었다.

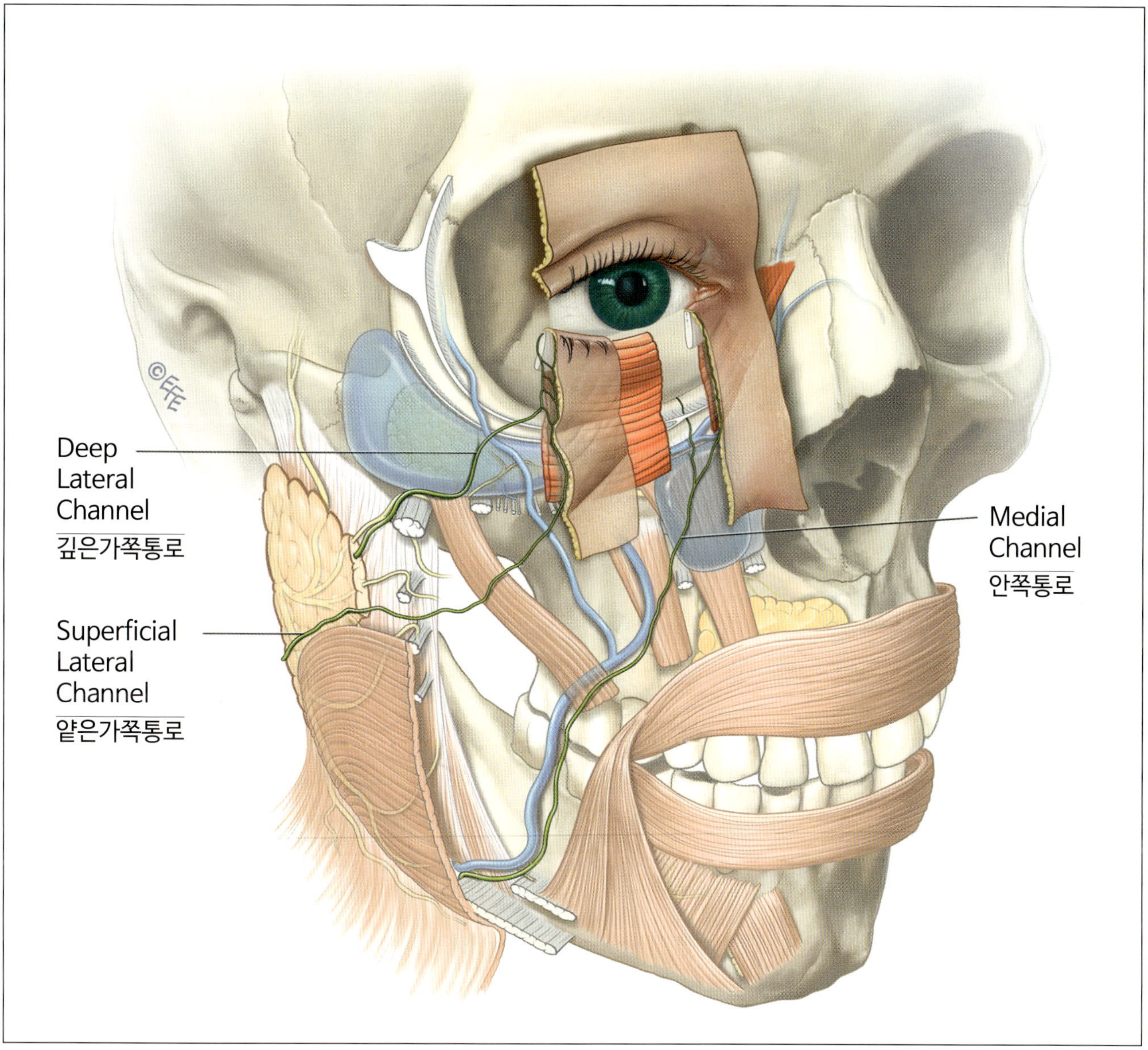

그림. 2.1 가운데얼굴과 아래눈꺼풀의 림프 통로를 보여주는 그림.

안면부는 5개의 구분되는 조직 층(layer)으로 나누어지며, 각 층에서 신경과 혈관의 위치는 대체로 일관성 있게 존재한다. 동맥과 정맥, 신경들은 인대(ligament)로 고정되어 있는 위치에서 조직 사이의 층을 가로지르며 주행한다. 집합림프관앞(precollecting lymphatic vessel)은 인체의 어느 부위에서도 Layer 2의 가장 깊은층인 2C라 불리는 층에 존재하고 있다. 주집합줄기(main collecting trunk)는 Layer 4에서 이동한다. 안면의 림프계통도 마찬가지로, 하안검과 결막 내에 있는 모세혈관망(capillary network)은 결막의 심부진피 층에서 집합앞림프관으로 배액되며 Layer 2C와 같은 층인 눈둘레근의 눈꺼풀 부분(preseptal orbicularis oculi muscle)으로 이동한다. 대체로, 집합앞림프관은 안쪽눈구석(medial canthus)으로 향하는 그룹(the medial system)과 바깥눈구석(lateral canthus)으로 향하는 그룹(the lateral system)으로 나누어진다.

눈둘레근유지인대의 안쪽 1/3에서, 집합앞관(precollector)의 안쪽시스템(the medial system)이 합쳐져서 집합줄기(collecting trunk)를 형성하고, 집합줄기는 아래쪽으로 방향을 바꿔 지방구획(fat compartment) 내로 주행하며 코입술지방구획(nasolabial fat compartment)에서 턱밑림프절(submandibular lymph node)로 배액된다. 집합앞관의 가쪽시스템은 눈둘레근유지인대의 가쪽 1/3 지점에서 합쳐지고 가쪽눈확지방구획(lateral orbital fat compartment) 내에서 외하방으로 방향을 바꾸어 주행하여 귓바퀴앞림프절(preauricular lymph node)로 배액된다. 이 안쪽과 가쪽시스템은 얕은림프계통(superficial lymphatic system)을 구성하게 된다.

눈둘레근보다 깊게 주행하는 림프관은 layer 4에 위치한다. 이 깊은림프계는 아래눈꺼풀의 가쪽 1/3에서 검판(tarsal plate)과 눈꺼풀판샘(meibomian gland)을 통과하여 주행하는 집합앞관(precollector)을 통해서 아래눈꺼풀(lower eyelid)과 위가운데볼(upper mid cheek)의 림프액을 직접 배출한다. 이 깊은림프계(deep lymphatic system)는 얕은림프계(superficial lymphatic system)와 집합앞관으로 연결되어 합쳐지는데 집합앞관은 눈둘레근의 눈꺼풀부분(preseptal orbicularis oculi muscle)을 직접적으로 뚫고 통과하여 표재 림프계의 layer 2와 깊은림프계의 layer 4를 연결한다.

깊은림프계의 전집합관은 눈둘레근의 눈꺼풀부분(preseptal orbicularis oculi muscle) 밑으로 주행한다. 집합앞관은 가쪽에서 눈둘레근유지인대와 가쪽눈확비후(lateral orbital thickening, LOT)가 합쳐지는 지점에서 얕은눈둘레근유지인대를 통과하여 합쳐져 더 큰 집합관(collecting lymphatics)을 형성하고 광대앞공간(pre zygomatic space)의 지붕에 해당하는 눈둘레근밑지방(sub−orbicularis oculi fat, SOOF) 안으로 주행한다. 이후 광대뼈인대(zygomatico−cutaneous ligament)의 가장 머리쪽(cranial) 부분, 즉 고정 포인트에서는 집합관이 큰광대근(zygomaticus major muscle)의 기시부(origin)를 감싸고 있는 골막앞지방(preperiosteal fat) 속으로 수직으로 내려간다. 내려간 이후 가쪽 깊은집합관은 안면신경과 함께 주행하며 심부근막 아래로 내려와 귀밑샘(parotid gland)에 존재하는 귓바퀴앞림프절(preauricular lymph node)에 도달한다.

안쪽의 깊은림프계통 및 얕은림프계통은 가쪽 림프계와 동일한 광범위한 연구에도 불구하고 확인되지 않았다. 현재까지 주어진 안쪽 눈꺼풀 내 깊은림프관의 조직학적 증거로 보았을 때, 아마도 안쪽의 림프계는 존재하지만 작거나 가쪽시스템에 비해 덜 발달되었을 것으로 추론해 볼 수 있다.

결론적으로, 아래눈꺼풀(lower eyelid)과 가운데볼(mid cheek)에는 세 종류의 주요 림프 채널이 존재한다. 아래눈꺼풀 안쪽에 있는 림프 통로는 합쳐져 얕은안쪽시스템(superficial medial system)을 형성하고, 가쪽눈꺼풀의 림프계통은 얕은, 깊은시스템을 모두 형성한다. 안쪽시스템은 턱밑샘(submandibular gland)으로 배액되며 가쪽시스템은 귀밑샘(parotid gland)으로 배액된다.

결막 내에 위치하는 모세림프관망(capillary network)과 집합앞관은 판막(valve)이 없으며, 안쪽과 가쪽 눈을 자유롭게 소통한다. 또 바깥눈구석(lateral canthus) 주변에서 아래눈꺼풀과 윗눈꺼풀 사이의 집합앞관도 자유롭게 연결되어 있다. 연구에서 가장 중요한 점은 바로 윗눈꺼풀과 아래눈꺼풀의 림프배액 시스템의 주요한 부분이 가쪽시스템을 통해 기능한다는 것이다.

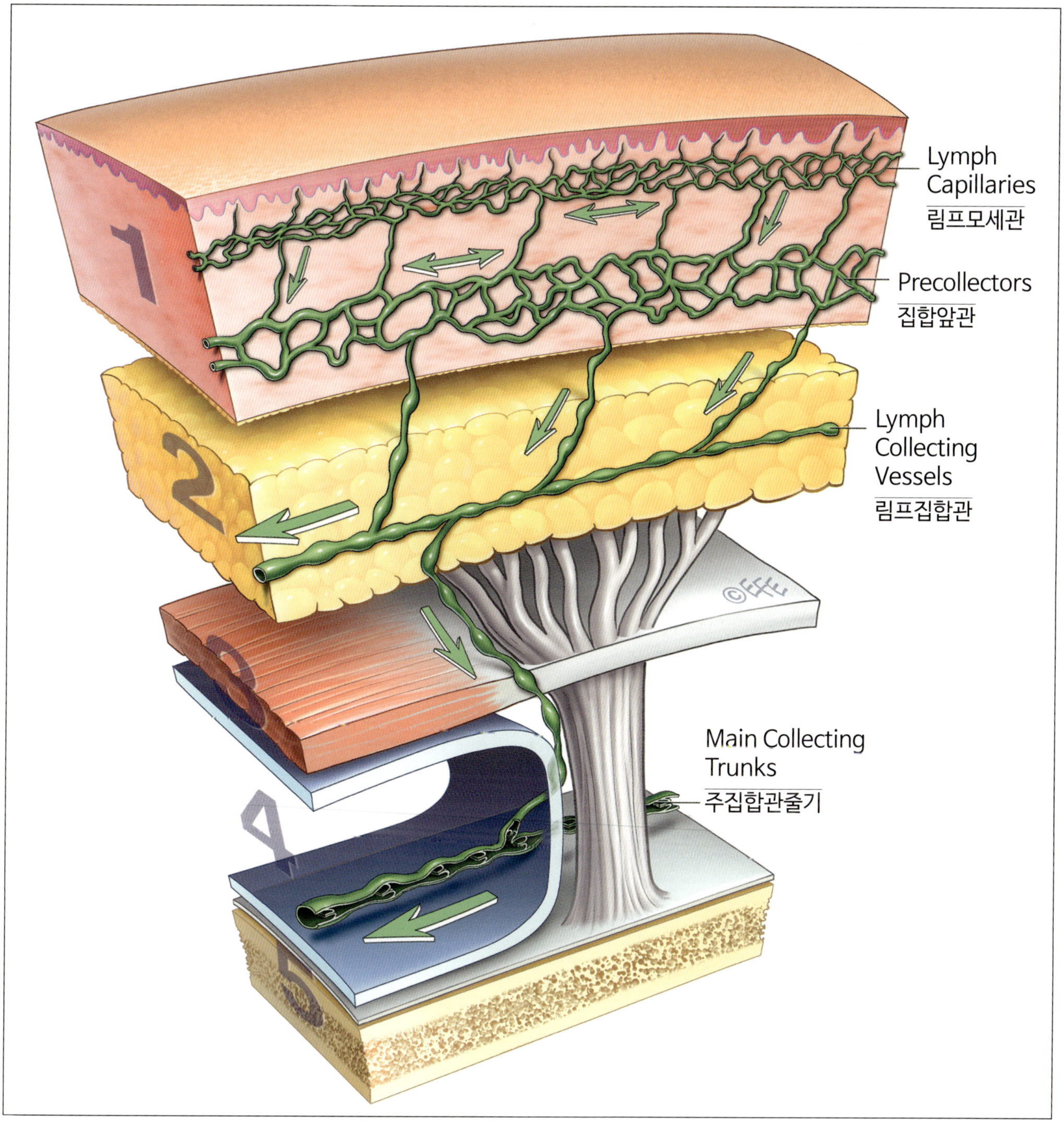

그림. 2.2 얼굴 림프 구조를 보여주는 그림.

외과의사를 위한 조언 (Ramifications for the Surgeon)

지속되는 광대(zygoma)와 눈꺼풀(eyelid)의 부종에 대한 고찰은 Hamra의 복합주절제술름(composite rhytidectomy)을 시행할 때 최초로 보고되었으며, 피하지방층의 교차점에서 눈둘레근 층에서 너무 많은 박리를 시행하기 때문에 생기는 것으로 보고되었다. 림프신티그라피(lymphoscintigraphy)를 활용한 연구에서는 주름절제술에서 광범위한 박리는 림프액의 배출을 감소시킴으로써 수술 후 부종을 증가시킬 수 있다고 보고하였다. 또 눈확 골절의 고정이 안면에서보다 꼬리쪽(caudal)에서 이루어질 때 아래눈꺼풀의 부종이 증가하였다고 보고된 논문이 있다. 멘델슨(Mendelson et al.) 등은 광대언덕(malar mound)의 피하지방을 절제하는 것은 지속되는 부종을 야기할 수 있다고 보고하였다.

최근의 하안검과 광대 영역의 림프계 해부학에 대한 새로운 연구는 위와 같은 여러 가지 보고에 대한 해부학적 기초와 통찰을 제공하였다. 얕은림프계의 집합관들은 눈꺼풀모서리(lid margin)에서 약 10 mm 떨어진 눈둘레근의 눈꺼풀 부분(preseptal orbicularis oculi muscle)의 얕은 곳에 형성되며 이 위치는 앞서 언급한 눈확아래절개(infraorbital incision)를 시행하는 곳과 정확하게 일치한다. 이후 림프관들은 피하지방구획(subcutaneous fat compartment)을 주행한다. 보고된 연구에 따르면 림프 집합관은 손상 후 재형성(reforming)까지 약 3주가량 걸리므로, 이들 혈관이 손상되면 다시 복구될 때까지 하안검과 볼 부위의 부종이 지속될 것으로 예상할 수 있다.

또한, 결막에서 배액되는 림프관은 검판(tarsal plate)의 가쪽으로 주행하는 집합앞관(precollector)을 통하여 깊은시스템으로 배액된다. 이후 형성되는 깊은림프집합관은 눈둘레근의 눈꺼풀 부분보다 깊숙하게 자리잡고 있으며 눈둘레근유지인대(ORL)과 가쪽눈확비후(LOT)의 교차지점에 존재한다. 집합관은 눈둘레근유지인대의 얕은 부분을 통과하여 광대앞공간(prezygomatic space)의 지붕에 있는 눈둘레근밑지방(sub-orbicularis oculi fat, SOOF)로 이동한다. 광대뼈인대(zygomaticocutaneous ligament, ZCL)의 가장 머리쪽 부분(cranial point)에서, 집합관은 큰광대근(zygomaticus major muscle)의 기시점 주변에서 골막앞지방(preperiosteal fat)으로 내려간 후 얼굴신경(facial nerve)에 인접한 깊은근막(deep fascia) 밑을 지나 귀밑샘(parotid gland) 내의 귓바퀴앞림프절(preauricular lymph node)로 배액된다.

다양한 아래눈꺼풀 성형술 술기에서 보고된 결막부종의 비율을 조사함으로써(**표 2.1**), 수술 술기의 박리 범위가 깊어지고, 가쪽으로 확장될수록 결막부종의 발생률이 증가한다는 것은 명백하다. 피부-근육 피판 아래눈꺼풀 성형술(skin-muscle flap lower eyelid blepharoplasty)은 결막 부종 발생률이 1%이며, 이는 바깥눈구석(lateral canthus)과 유지인대(retaining ligament) 주위의 박리가 최소화되었기 때문이다. 결막 접근을 통한 아래눈꺼풀성형술(trans-conjunctival access)에서는 눈둘레근유지인대 주위의 깊은 박리가 더해진 경우에도, 얕은림프계통이 손상되지 않기 때문에 결막부종의 발생률이 0.8~7.6%의 범위로 보고된다. 이 두 가지 술기는 모두 얼굴의 림프계통 중 하나만 손상될 가능성이 있다. 얼굴의 얕은림프계통 및 깊은림프계통은 눈둘레근의 눈꺼풀 부분을 통해 상호 연결되기 때문에, 한 시스템에 대한 손상이 다른 시스템에 의해 보상되어 결막 부종이 일어나지 않을 가능성이 크다.

그러나 깊은시스템과 얕은시스템 모두가 손상된다면 아래눈꺼풀의 림프계통의 배출은 심하게 손상되며 잠재적으로 덜 발달된 안쪽의 배액시스템과의 교차 연결에 의존하게 된다. 따라서 얕은시스템에 이은 깊은시스템의 손상이 가쪽눈확지지(lateral canthal support)와 눈둘레근유지인대(ORL)의 재배치(re-draping)를 사용하는 아래눈꺼풀 성형수술에 있어 결막 부종을 증가시키는 원인이 된다.

표 2.1 아래눈꺼풀 성형수술에서 각기 다른 수술기법에 따른 결막부종의 발생률

Author (Year)	Surgical technique	No. of patients	Chemosis rates
Seitz et al (2012)[18]	Transconjunctival deep midface lift	124	0.8%
Honrado et al (2004)[8]	Skin-muscle flap suspension suture	3988	1%
Prischmann et al (2013)[9]	Transconjunctival	39	5.1%
Undavia et al (2015)[19]	Transconjunctival	66	7.6%
Weinfeld et al (2008)[20]	Skin-muscle flap Release ORL Lateral canthopexy/plasty	312	11.5%
Codner et al (2008)[21]	Skin-muscle flap Release ORL Lateral canthopexy/plasty	264	12.1%
Prischmann et al (2013)[9]	Skin-muscle flap Lateral canthopexy	694	34.5%

Abbreviation: ORL, Orbicularis retaining ligament.

특히 아래눈꺼풀 성형술이 광대부위(malar region)와 코광대주름(nasojugal fold)의 재볼륨화술기(revolumizing procedure)와 동반되었을 때 중요하다. 본 연구는 아래눈꺼풀의 주요 림프배액 통로가 안쪽에서는 코광대주름(nasojugal fold)과 눈둘레근유지인대(ORL), 가쪽에서는 광대앞공간(prezygomatic space)과 광대지방덩이(malar fat pad)으로 향한다는 것을 보여준다. 따라서 위 구역의 보조적인 채움술기(filling procedure)와 아래눈꺼풀 성형술을 함께 시행할 때에는 매우 깊은 주의를 할 필요가 있다.

References

1. Sappey MPC. Anatomie, physiologie, pathologie des vais-seaux lymphatiques consideres chez l'homme et les vertebres. Anatomie, Physiologie, Pathologie des Vaisseaux Lymphatiques Consideres Chez l'Homme et les Vertebres; 1874
2. Kinmonth JB. Lymphangiography in man; a method of outlining lymphatic trunks at operation. Clin Sci 1952;11(1):13–20
3. Suami H, Taylor GI, Pan WR. A new radiographic cadaver injection technique for investigating the lymphatic system. Plast Reconstr Surg 2005;115(7):2007–2013
4. Thompson JF, Uren RF, Shaw HM, et al. Location of sentinel lymph nodes in patients with cutaneous melanoma: new insights into lymphatic anatomy. J Am Coll Surg 1999;189(2):195–204
5. Tourani SS, Taylor GI, Ashton MW. Understanding the three-dimensional anatomy of the superficial lymphatics of the limbs. Plast Reconstr Surg 2014;134(5):1065–1074
6. Pan WR, Suami H, Taylor GI. Lymphatic drainage of the superficial tissues of the head and neck: anatomical study and clinical implications. Plast Reconstr Surg 2008;121(5):1614–1624, discussion 1625–1626
7. Pan WR, Le Roux CM, Briggs CA. Variations in the lymphatic drainage pattern of the head and neck: further anatomic studies and clinical implications. Plast Reconstr Surg 2011;127(2):611–620
8. Honrado CP, Pastorek NJ. Long-term results of lower-lid suspension blepharoplasty: a 30-year experience. Arch Facial Plast Surg 2004;6(3):150–154
9. Prischmann J, Sufyan A, Ting JY, Ruffin C, Perkins SW. Dry eye symptoms and chemosis following blepharoplasty:a 10-year retrospective review of 892 cases in a singlesurgeon series. JAMA Facial Plast Surg 2013;15(1):39–46
10. Mendelson B, Wong C. Anatomy of the Ageing Face. In: Warren RJ NP, ed. Plastic Surgery. 2. 3rd ed. Elsevier; 2012
11. Rohrich RJ, Pessa JE. The fat compartments of the face:anatomy and clinical implications for cosmetic surgery. Plast Reconstr Surg 2007;119(7):2219–2227, discussion 2228–2231
12. Shoukath S, Taylor GI, Mendelson BC, Corlett RJ, Tourani SS, Shayan R, Ashton MW. The lymphatic anatomy of the lower eyelid and conjunctiva and correlation with postoperative chemosis and edema. Plast Reconstr Surg 2017;139(3):628e–637e
13. Hamra ST. Composite rhytidectomy. Plast Reconstr Surg 1992;90(1):1–13
14. Meade RA, Teotia SS, Griffeth LK, Barton FE. Facelift and patterns of lymphatic drainage. Aesthet Surg J 2012;32(1):39–45
15. Bähr W, Bagambisa FB, Schlegel G, Schilli W. Comparison of transcutaneous incisions used for exposure of the infraorbital rim and orbital floor: a retrospective study. Plast Reconstr Surg 1992;90(4):585–591
16. Mendelson BC, Muzaffar AR, Adams WP Jr. Surgical anatomy of the midcheek and malar mounds. Plast Reconstr Surg 2002;110(3):885–896, discussion 897–911
17. Slavin SA, Upton J, Kaplan WD, Van den Abbeele AD. An investigation of lymphatic function following free-tissue transfer. Plast Reconstr Surg 1997;99(3):730–741, discussion 742–743
18. Seitz IA, Llorente O, Few JW. The transconjunctival deepplane midface lift: a 9-year experience working under the muscle. Aesthet Surg J 2012;32(6):692–699
19. Undavia S, Briceno CA, Massry GG. Quantified incision placement for postseptal approach transconjunctival blepharoplasty. Ophthal Plast Reconstr Surg 2016;32(3):191–194
20. Weinfeld AB, Burke R, Codner MA. The comprehensive management of chemosis following cosmetic lower blepharoplasty. Plast Reconstr Surg 2008;122(2):579–586
21. Codner MA, Wolfli JN, Anzarut A. Primary transcutaneous lower blepharoplasty with routine lateral canthal support:a comprehensive 10-year review. Plast Reconstr Surg 2008;121(1):241–250

Chapter 3

입주위, 턱끝, 군턱 (The Perioral Area, the Chin, and the Jowl)

입술과 입주위 노화의 특징: 현대적 개념 (The Aging Characteristics of the Lips and Perioral Region: Contemporary Concepts) *37*

턱끝과 군턱에 대한 깊은층해부학: 아래턱뼈피부인대와 넓은목근아래턱인대 (Deep Anatomy of the Chin and Jowl: The Mandibular Osseocutaneous Ligament and the Platysma Mandibular Ligament) *37*

입주위의 근육과 구획 해부학 (The Muscular and Compartment Anatomy of the Perioral Region) *40*

입주위 아랫부분의 혈관해부학 (Vascular Anatomy of the Lower Perioral Region) *44*

윗 입술의 혈관해부학과 얕은지방구획들 (Vascular Anatomy of the Upper Lip and the Superficial Fat Compartments *46*

코입술 해부학(Nasolabial Anatomy) *48*

입주위 회춘을 위한 저자의 선호기법 (The Authors' Preferred Techniques for Perioral Rejuvenation) *50*

3 입주위, 턱끝, 군턱(The Perioral Area, the Chin, and the Jowl)

Jerome Paul Lamb, Christopher Chase Surek, and James D. Vargo / 김종서 역

입술과 입주위 노화의 특징: 현대적 개념(The Aging Characteristics of the Lips and Perioral Region: Contemporary Concepts)

지금까지 알려진 바에 의하면, 입주위는 근육의 변화가 노화의 종류와 모양에 지대한 영향을 끼치는 얼굴 해부학적 단위 중 하나이다. 경조직과 연조직이 방사선학적 변화를 광도변화와 연관시킨 Iblher와 Penna 등의 연구는 우리에게 입술 노화에 대한 엄청난 통찰력을 제공한다. 위입술중심(prolabium)이 늘어지는 것과 홍순경계부의 높이가 눈에 띄게 낮아지는 것들은, 입술 노화의 분명한 특징이다. 자기공명영상(Magnetic Resonance Imaging, MRI) 검사를 통해 전체적인 볼륨은 유지됨에도 불구하고 전후공간이 줄어들고, 길이가 늘어나는 모습을 보여준다. 조직-형태-계측학적 분석은 진피가 유의미할 정도로 얇아지는 동시에 피하조직은 두꺼워지고, 탄력섬유와 아교섬유(collagen fiber)는 퇴화하는 모습을 보여준다.

모서리부(pars marginalis)와 주변부(pars peripheralis)로 구성된 입둘레근(orbicularis oris muscle)은 나이가 들면서 얇아진다(**그림 3.1**). 모서리부 입둘레근의 쳐짐에 따라, 근육은 평평해지고 건강한 입술의 특징인 앞으로 휘어진 모양의 곡선(하키스틱 모양)이 사라지게 된다. 건강한 입술에서 찾을 수 있는 이 커브는 홍순 경계부의 테두리를 뚜렷하게 하는데, 나이가 들면서 근육이 변화하면서 홍순경계는 덜 뚜렷해진다. 연조직 변화 외에도, 앞코가시와 치조골의 골흡수는 윗 입술의 지지대 역할을 약하게 만들고, SNA 측정치를 변화시킨다. 윗 입술과는 다르게, 아랫 입술에 일어나는 노화는 지금으로서는 덜 수치화되어 있다.

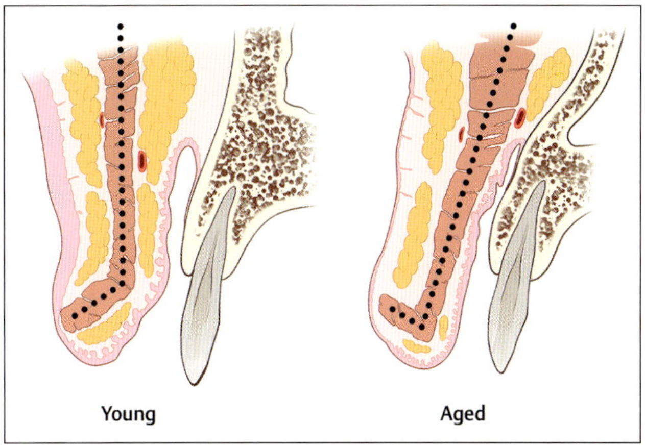

그림. 3.1 젊은 입술과 노화된 입술의 단면 해부학을 보여주는 그림. 노화에 따른 구륜근의 변화된 모양을 주목. 근육의 편평해짐과 젊은 입술에서 보이는 앞으로 굴곡지어지는 모양(하키스틱)의 소실. 다음 논문에 근거함. 노화에 따른 윗입술의 변화 - 사진형태와 MRI를 기반으로한 연구(올바른 회춘술의 접근을 찾기 위한 연구). J Plast Reconstr Aesthet Surg 2008;61(10):1170-1176, Iblher N, Stark GB, Penna V. 입술주변의 노화 - 우리는 정말 어떤것이 일어나는지 실체를 아는가? J Nutr Health Aging 2012;16(6):581-585, and Penna V, Stark GB, Eisenhardt SU, Bannasch H, Iblher N. 입술의 노화: 위입술 복합체 안에서 노화와 관련된 변화의 비교 조직학적 분석. Plast Reconstr Surg 2009;124(2):624-628

턱끝과 군턱에 대한 깊은층해부학: 아래턱뼈피부인대와 넓은목근아래턱인대(Deep Anatomy of the Chin and Jowl: The Mandibular Osseocutaneous Ligament and the Platysma Mandibular Ligament)

군턱(jowl)에는 두 개의 주요한 유지인대가 있다. 아래와 위얕은군턱구획(inferior and superior superficial jowl compartments)은, 넓은목근아래턱인대(platysma mandibular ligament,

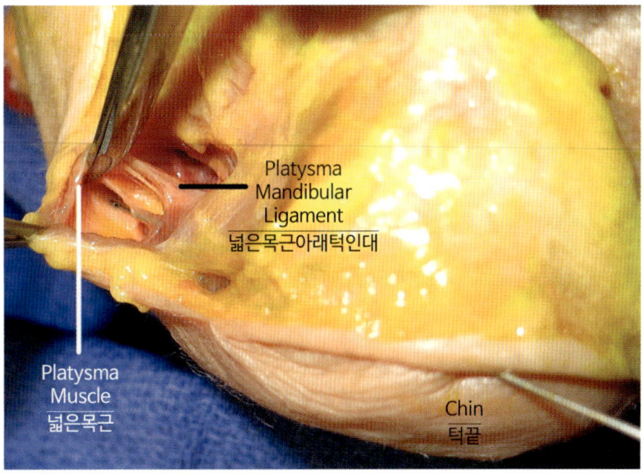

그림. 3.2 넓은목근아래턱인대(platysma mandibular ligament, PML)의 사체 표본 해부 실연

PML) 혹은 아래턱사이막(mandibular septum)이라 명명된 근골사이막을 경계로, 아래턱밑지방구획(submandibular fat compartment)의 꼬리쪽으로부터 분리되어 있다(**그림 3.2**). 넓은목근아래턱인대는 아래턱각(gonial angle)으로부터 약 5 cm 떨어지고, 아래턱 아래경계 바로 윗 부분에 위치한다. 이 사이막은 마치 "그물 침대(hammock)"의 역할을 하고, 온전했던 사이막 구조에 생리적 이완이 발생할 경우 군턱지방이 처진다고 가정되고 있다. 혈관 통로에 둘러싸여 있는 넓은목근아래턱인대는 인대보다는 사이막에 가까운 구조물이다. 또한 넓은목근아래턱인대는 가운데얼굴의 눈둘레근유지인대(Orbicularis retaining ligament)의 기능과 같은 조화운동을 할 때, 넓은목근(platysma)이 아래턱을 미끄러지듯 지나가도록 안정감을 제공한다.

넓은목근아래턱인대의 머리 쪽으로는 아래턱뼈피부인대(mandibular osseocutaneous ligament, MOCL, **그림 3.3**)가 있다. 아래턱뼈피부인대는 아래턱각으로부터 약 5.6 cm, 그리고 아래턱경계에서 약 1 cm 떨어진 곳에 위치한다. 이 인대는 폭이 3.6 mm로 뻗어나가며 그것의 말단 섬유들은 입꼬리내림근(DAO)과 얽혀 매리오넷 라인의 아랫쪽 사분면을 형성한다. 임상적으로 아래턱뼈피부인대는 군턱앞쪽과 매리오넷 라인 사이에 결박지점(tethering point)으로 촉진이 가능하다. 이는 주름 성형술을 할 때 이 인대를 풀어서 피부의 움직임을 원활하게 하는 방법이 이점이 있다는 것에 신빙성을 부여해 준다. 최근 문헌들은 이 아래턱인대의 위치가 준결합(parasymphyseal)부위에 가까운, 군턱(jowl)의 앞쪽 경계에 있다는 것을 확인해 준다. 여기서 중요한 점은, 넓은목근아래턱인대와 아래턱뼈피부인대는 피부과 근육을 연결하는 가성인대인 깨물근피부인대(masseteric cutaneous ligaments)와 혼돈되어서는 안 된다는 것이다.

모서리아래턱신경(marginal mandibular nerve)은 귀밑샘깨물근근막(parotid masseteric fascia)을 통과할 때, 아래턱각에서 2.3 cm 떨어진 얼굴 혈관과 교차하며 SMAS (superficial muscular aponeurotic system) 밑으로 주행한다. 신경이 혈관을 교차할 때, 신경은 혈관보다 3 mm 앞쪽에 위치해 있다. 신경은 입꼬리내림근(depressor anguli oris, DAO)에 도달하기 전까지 얕은층으로 이행하지 않는다. 평균적으로 이 신경은 주요 말단가지가 아래턱뼈피부인대의 1 cm 위쪽에 위치하는 두 가지로 끝나게 된다. 전통적 이론에 의하면 81%의 경우에는 신경이 아래턱경계(mandibular border)의 머리쪽(cranial)으로 지나간다는 것을 염두에 두어야 한다.

주사 시 중요한 점

입술턱끝주름(labiomental crease)의 꼬리쪽 주사는 안전하다.

주사 시 중요한 점

안쪽 접근으로 아래턱경계 위에 골막위로 주사하는 것은 안전하다.

그림. 3.4는 입주위의 주된 유지안대의 육안해부학을 보여주고 있다.

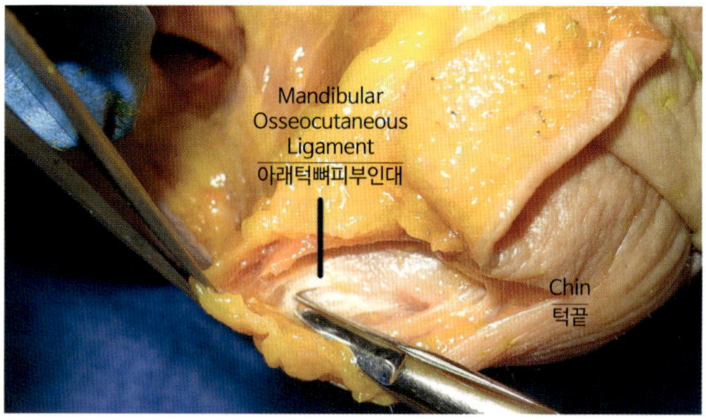

그림. 3.3 아래턱뼈피부인대(mandibular osseocutaneous ligament, MOCL)의 사체 표본 해부 실연

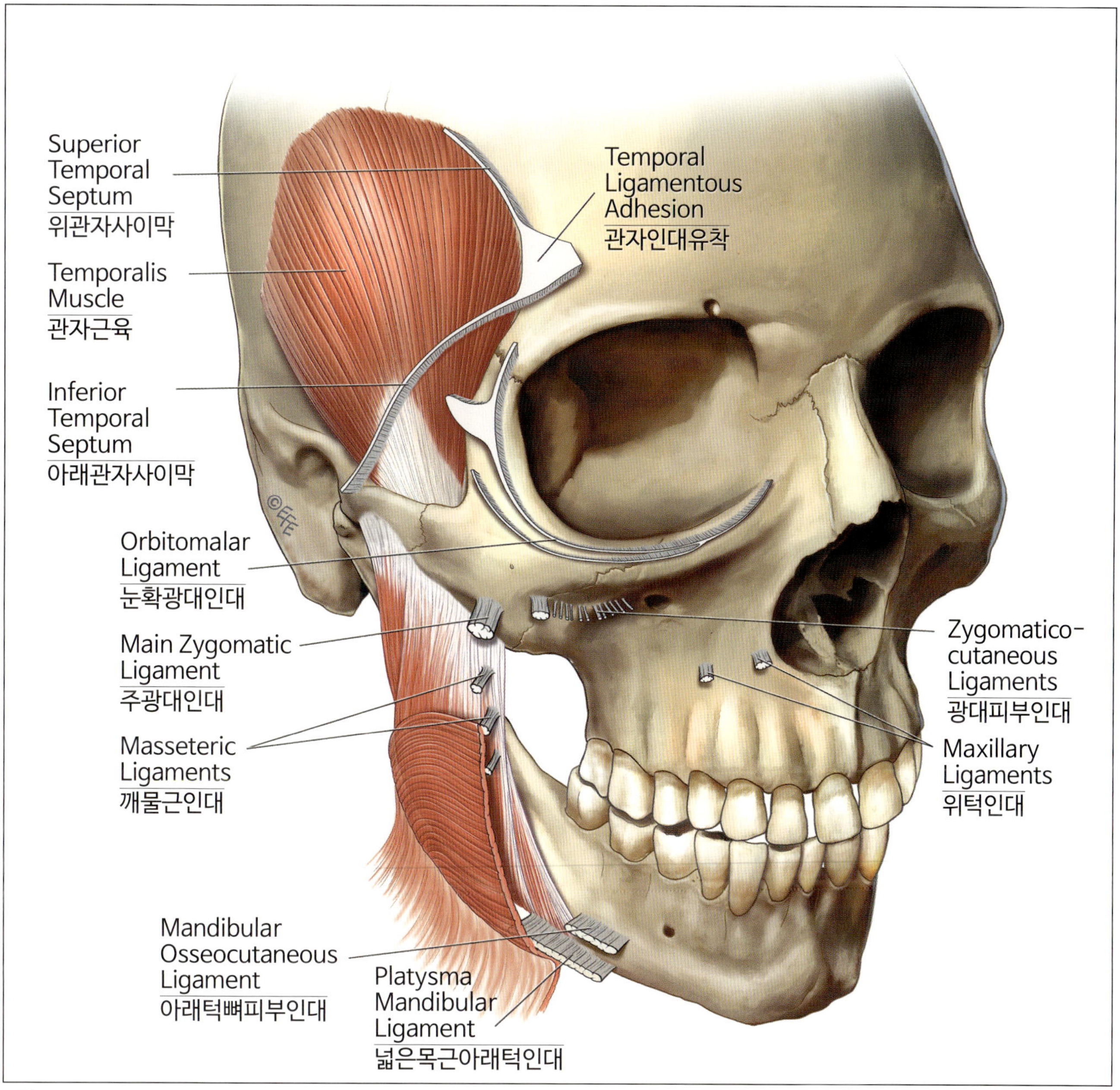

그림. 3.4 입주위의 주요 유지인대를 보여주는 그림: 넓은목근아래턱인대(platysma mandibular ligament, PML)와 아래턱뼈피부인대(mandibular osseocutaneous ligament, MOCL)

입주위의 근육과 구획 해부학 (The Muscular and Compartment Anatomy of the Perioral Region)

근육해부학(Muscular Anatomy)

입주위의 입체적(3D) 근육해부학은 Olzewski 등이 연구해왔으나 n=1 샘플 사이즈에서 벗어나지 못하였다. 공평하게 말하면 이 연구는 방법론에 대한 보고(report)이지 해부학적 가변성을 제공하기 위한 연구로 진행한 것은 아니었다. 그러나 이 연구의 체내에서 진행된 3D-MRI 동위원소 연구는 입주위 근육계가 특이한 구조를 가지고 있다는 사실을 입증한다.

입둘레근은 가쪽부분에서 타원형보다는 원형을 띈다. 입둘레근의 깊은층섬유는 볼근(buccinator)섬유와 얽혀서 나타나는 반면, 입둘레근의 얕은층섬유는 입술을 올리는 근육과 내리는 근육이 합쳐지는 융합점 부분에서 기시한다. 입꼬리올림근(LAO)은 볼근(buccinator)섬유 뒤에 부착되어 있다. 위입술올림근(LLS)은 입꼬리올림근의 바로 옆에 나란히 위치해 있다. 큰광대근은 입둘레근의 세로 부분의 측면에 인접해 있다. 중요한 것은 입술괄약근에 위치하는 고유판(lamina propria)은 입둘레근과 점막 사이에 있다는 점이다.

입술 주변의 아랫부분에는 3개의 주요 근육이 있는데, 이는 아래입술내림근(DLI), 입고리내림근(DAO), 그리고 턱끝근(mentalis)이다(**그림 3.5**). 아래입술내림근은 아래턱의 위쪽 결합부(symphysis)와 턱끝구멍 사이에서 기시하여, 입둘레근과 피부에 부착되어 있다. 입꼬리내림근은 넓은목근과 아래턱 결절에서 만나면서 기시하고, 구각과 굴대(modiolus)에 부착되어 있다. 턱끝근을 다루는 문헌은 드물다. 턱끝근은 위쪽 결합부(symphysis)와 턱끝지방구획(mental fat compartments)에서 기시하고, 그 섬유들은 머리쪽으로 부채꼴 모양으로 퍼지면서 가로질러 입둘레근과 아래입술피부에 얽혀 있다. 턱끝근은 V-모양으로 배열되어 있다. 아래입술내림근에 대하여 조금 더 말하자면, 이는 아랫 입술에서 M-모양으로 배열되어 있다. 턱끝근의 부담(중압)은 주로 제2급-부정교합을 가지거나 턱끝지방의 위축이 있는 사람에서 뼈조직의 지지가 약한 경우 나타난다.

깊은가쪽턱끝지방구획 (Deep Lateral Chin Compartment)

아랫 입술과 군턱 앞에는 깊은가쪽턱끝지방구획(deep lateral chin compartment)이 있다(**그림 3.6**). 이 구획은 군턱 앞의 볼륨화 시술의 주된 목표부위이다. 이 지방구획은 입꼬리내림근에 깊숙히 자리 잡고 있어 운동 시 근육이 미끄러짐을 용이하게 한다. 입꼬리내림근밑지방은 앞쪽 표면을 따라 얇은 미끄럼 막을 가지고 있으며, 위쪽 안쪽으로 주행하고 아래입술동맥과 동행하는 턱끝신경을 보호한다. 아래입술동맥의 직경은 비교적 크기 때문에 작은 바늘로 입꼬리내림근 밑 영역에 주입할 때 다소 위험이 있다. 캐뉼라를 사용하여 이 지방에 접근할 때, 아래입술내림근의 가쪽 경계, 입꼬리내림근의 안쪽 경계, 그리고 아래가쪽으로 경사진 입둘레근의 꼬리쪽 경계로 형성된 작은 삼각형 내에 효과적인 볼륨화를 할 수 있다(**그림 3.7**). 다른 방법으로는, 골막위로 턱끝구멍의 꼬리쪽으로 안쪽(medial)에서 가쪽(lateral)방향으로 가로질러 이 구획의 꼬리쪽 반쪽 부분에 접근하는 방법이 있을 것이다.

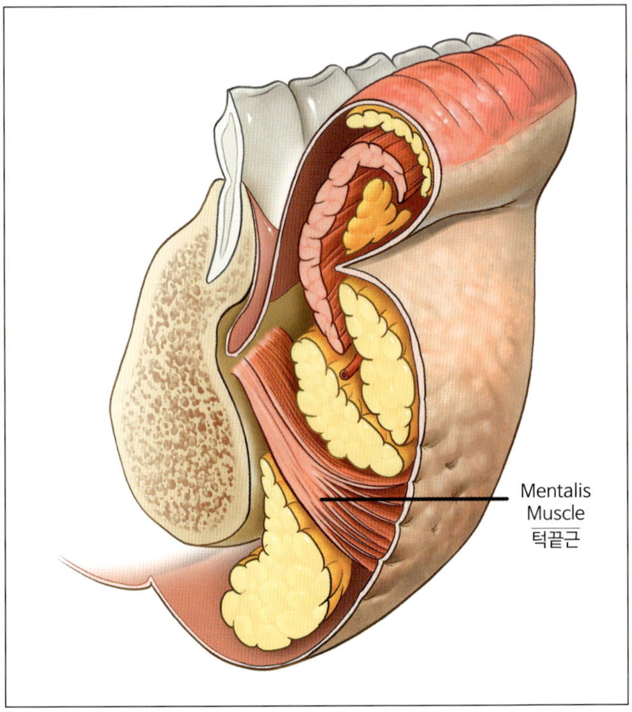

그림. 3.5 아랫 입술과 턱끝의 횡단면 해부 그림, 특히 턱끝근의 기시와 부착 (James Vargo MD의 그림에 근거함).

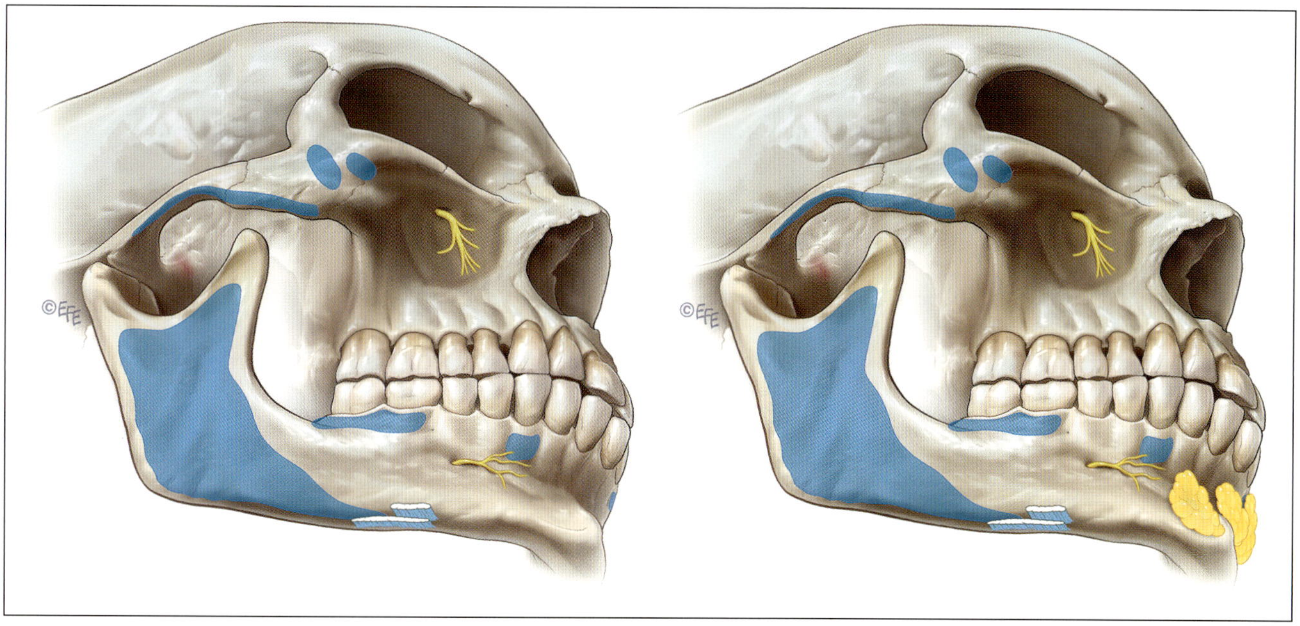

그림. 3.6 파란명암은 주요 입주변 근육의 기시부와 부착부를 보여주고 있다. 턱끝지방구획이 보인다.

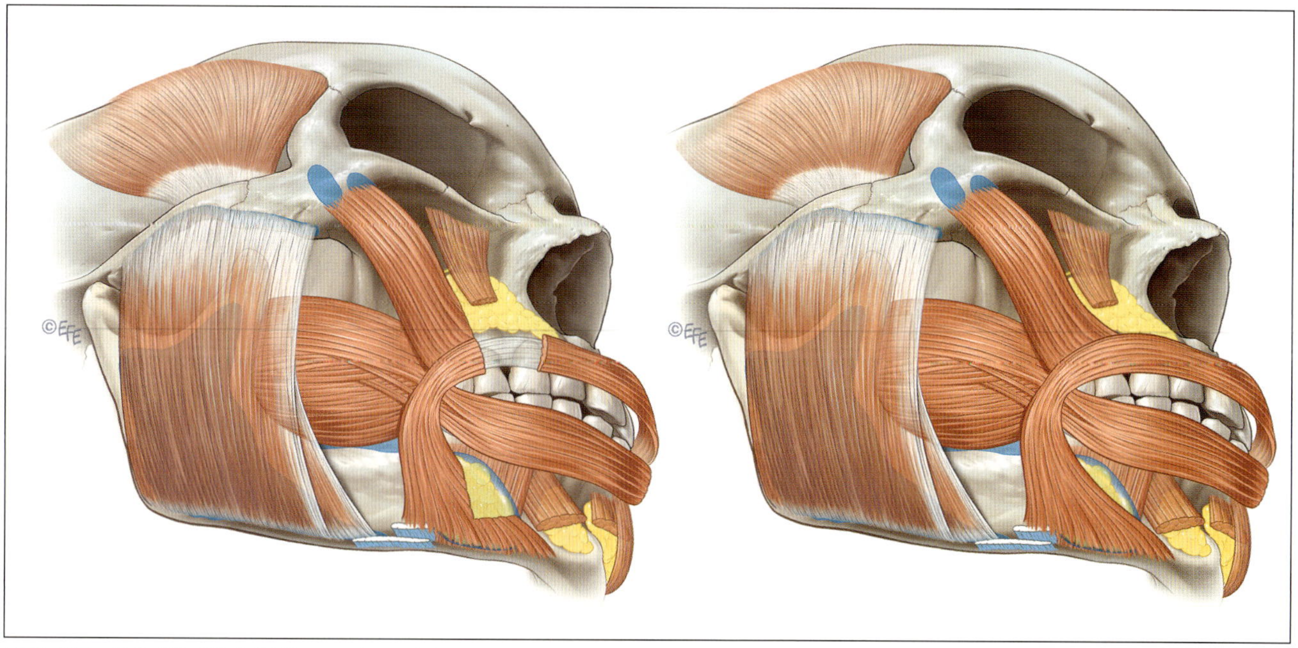

그림. 3.7 깊은가쪽턱끝지방구획(deep lateral chin compartment), 아래입술내림근(DLI)과 입꼬리내림근(DAO) 사이에 싸여진 공간이 보여진다. 턱끝근, 아래입술내림근, 입꼬리내림근을 따라 "M"자로 배열된 턱끝근의 기시부와 부착부를 알아두자.

입둘레근뒤지방(ROOrF) (Retro-orbicularis Oris Fat (ROOrF))

윗 입술에서는, 섬유지방(fibrofatty) 구획은 입둘레근보다 깊은 쪽에 위치하는데, 입둘레근은 나이에 따라 긴장감(turgor)을 잃는 것처럼 보인다. 이 입둘레근뒤지방(ROOrF) 구획은 입주위 해부학을 연구한 다른 저자들에 의하여 짧게나마 언급되었다(**그림 3.8**). 이 구획의 꼬리 쪽 뻗음은 대략 위쪽 치아 중앙의 중심점에 위치한다. 머리 쪽 뻗음은 입술볼오목(labial buccal recess)에서 갑자기 중단된다. 이 구획에 주사하면 위쪽가쪽부터 입둘레근의 위쪽 경계까지 자유롭게 흐르며, 콧방울바닥(alar base)과 코입술주름의 깊은 층에서 얕은 층까지 진행된다. 임상적으로 우리는 이 구획은 이전의 소구치 발치와 조롱박구멍(pyriform aperture) 후퇴(retrusion)로 의한 위쪽 치조골(alveolar)의 꺼짐을 증대하는 데 유용하게 쓰인다. 이 지방은 머리 쪽의 대응관계가 있는 지방들과는 다르게 일관성이 있다. 사체 표본 실습에서 이 지방은 그 위에 있는 근육이나 연조직과 결합되지 않았으며, 입주의 개구 가쪽에 인접해 있는 구조물과 뚜렷한 경계를 보였다.

얕은입술구획들 (Superficial Lip Compartments)

Pessa 등에 의하면 윗 입술에는 일련의 얕은지방구획이 있다(**그림 3.9**). 이 구획들은 30G 바늘의 외경보다 작은 동맥들을 포함하고 있는 혈관사이막으로 구분되는데, 인중기둥(위쪽위입술구획(superior upper lip compartment), 가쪽위입술구획(lateral upper lip compartment), 아래가쪽위입술구획(inferior lateral upper lip compartment) 그리고 중심위입술구획(central upper lip compartment))의 근처나 약간 가쪽은 예외일 수 있다. 중심위입술구획은 아래쪽 위쪽 사분면을 가지고 있다. 임상적으로 이 피하 구획들은 얇고, 구획된 분할(compartmental division)은 얼굴의 다른 곳에 있는 혈관사이막과 부합한다. 이 사이막들은 세로입술주름을 나타나게 한다.

Pessa 등에 의하면 아랫 입술은 세 개의 얕은지방구획으로 구성되어 있다(중심아래입술지방구획, 가쪽입술구획, 아래턱끝구획). 가쪽입술구획의 안쪽(medial) 경계는 아래입술동맥을 포함한 사이막이다. 아래입술–볼고랑(inferior labial–buccal sulcus)보다 머리쪽의 동맥들은 매우 작아서, 이 구역에서는 캐뉼라 주사가 동맥 안에 들어가기 힘들기 때문에, 이 구획들을 볼륨화를 위한 잠재적(주사 가능한) 목표가 되게 한다.

입주위의 잠재적 공간 (Perioral Potential Spaces)

아랫 입술에는 윤곽이 선명치 않은 백색말이(white roll) 너머로 잠재적 공간이 존재한다. 이 공간의 바로 깊이 존재하는 동맥혈관 구조는 아래입술입둘레근의 SMAS와 밀접하다. 캐뉼라 주행은 입꼬리에서부터 안쪽방향으로 아랫 입술 전체에 쉽게 진행할 수 있다. 정중옆(Paramedian) 입구(port)로부터 시작되어 가쪽방향으로 진행되는 이 공간의 캐뉼라 주행통로는 입술연결에서 딱딱한 막을 형성하는 장벽을 마주치고 머리쪽으로 짧은 거리를 걸친다.

잠재적 공간은 위 및 아래 양쪽 입술의 아래홍순(subvermillion) 안에도 존재한다. 윗 입술에는 건습 연결부 후방으로 안쪽으로 구분되는 잠재적 공간 하나와, 마른젖은연결부 앞쪽으로 살짝 경계지는 두 번째 공간이 존재한다. 아랫 입술에는 마른젖은연결부의 앞뒤로 존재하는 하위홍선 공간이 있다. 앞쪽 공간은 입술 너비 전체 폭에 존재하며, 뒤쪽 공간은 중간선 분할선에서 끝난다.

입둘레근뒤지방의 육안해부학은 **그림 3.10**에서 찾을 수 있으며, **그림 3.11**은 입주위 부위의 얕은지방구획을 묘사하고 있다.

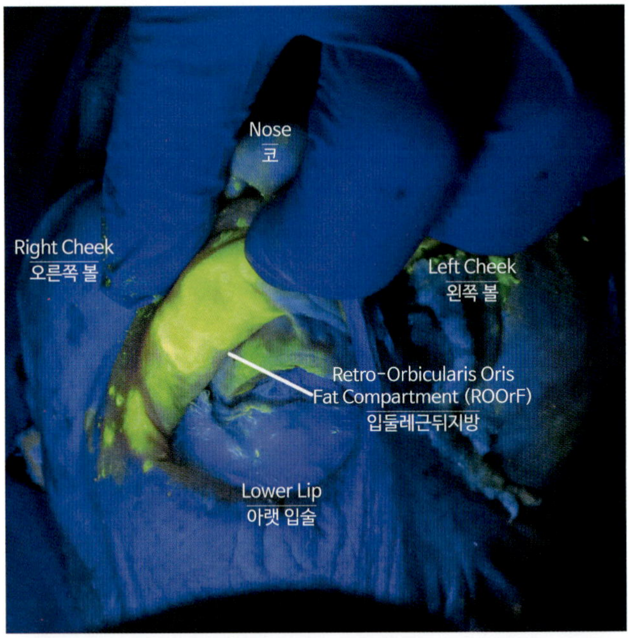

그림. 3.8 입둘레근뒤지방(ROOrF)에 형광염색을 주사 후 비가시광선 조명. 이 구조물의 직사각형 모양을 알아두자

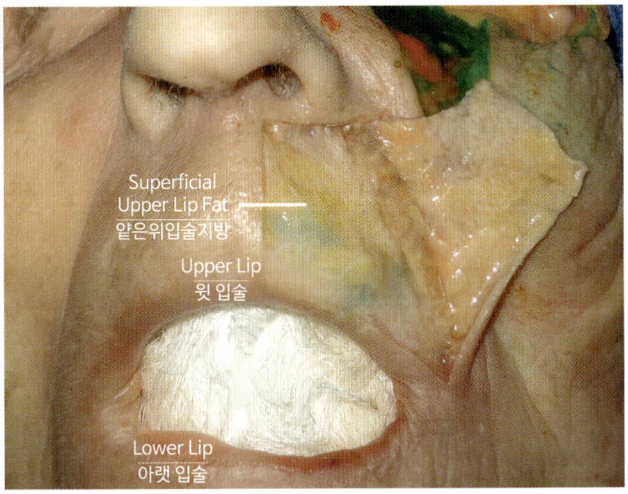

그림. 3.9 얕은위입술지방구획의 사체 표본 해부. 느슨하게 구성된 지방에서 더욱 섬유지방 구성으로 이행하는 것을 알아두자. 이 융합선은 나이가 들면서 더 뚜렷하게 된다.

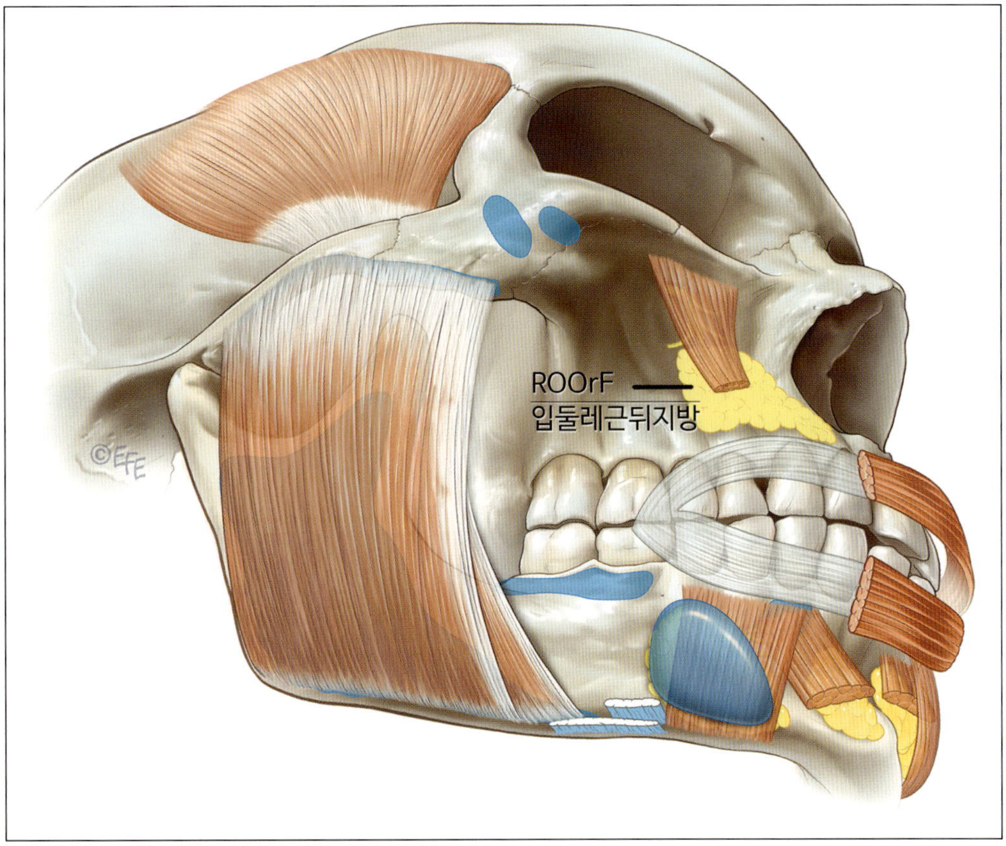

그림. 3.10 입둘레근뒤지방구획(retro-orbicularis oris fat compartment)

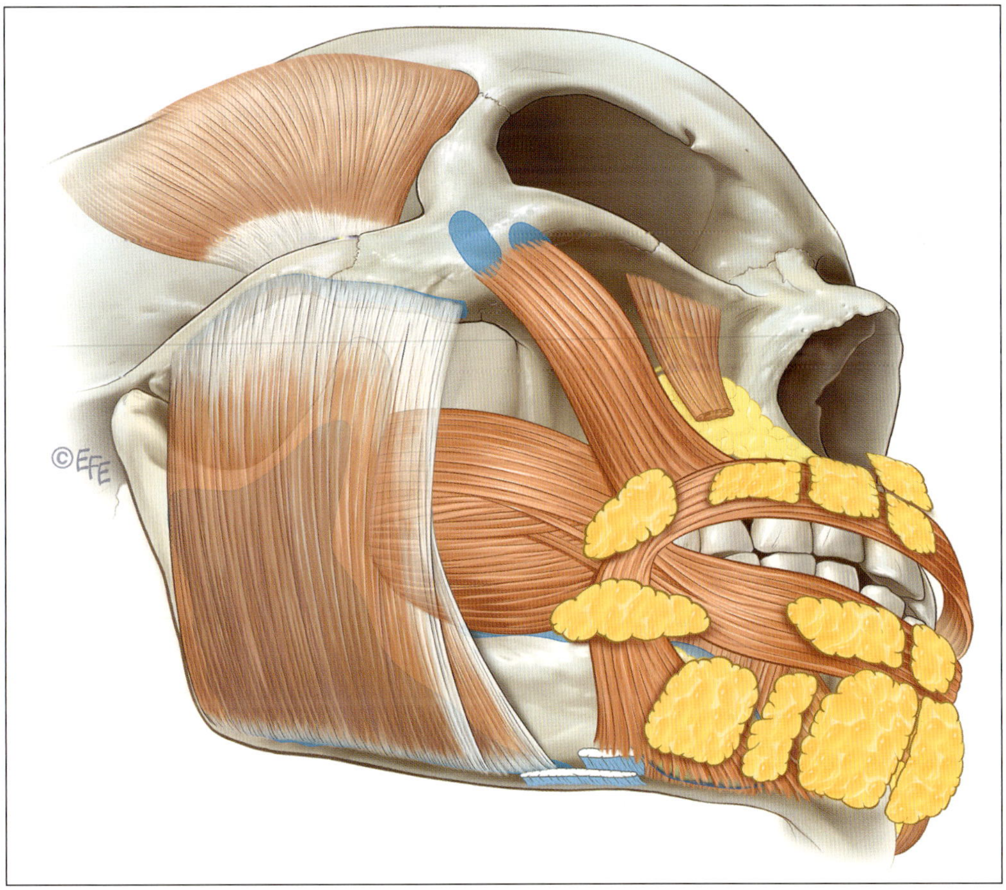

그림. 3.11 얕은 위 및 아래 입술지방구획(superficial upper and lower lip fat compartments)

입주위 아랫부분의 혈관 해부학 (Vascular Anatomy of the Lower Perioral Region)

입술과 코입술의 혈액 공급 체계와 구조를 이해하는 것은 원치 않는 합병증을 피하기 위하여 중요하다. 표준 정의에 의하면 얼굴동맥(facial artery)은 아래턱을 넘어 올라와서 넓은목근보다 깊은 곳에서 아래와 위입술동맥 분지를 내고, 입꼬리를 지나 눈구석동맥(angular artery)이 되어 코 쪽으로 향해 간다.

그러나 얼굴동맥의 패턴이나 위치의 변형은 예외가 없는 규칙으로 밝혀졌다. 얼굴동맥은 목에서 시작하여 두 가지로 갈라지거나(bifurcate) 턱끝밑동맥가지(submental artery branch)를 내게된다. 혈관컴퓨터단층촬영(CTA) 연구에서 이 분지점(bifurcation)에서의 얼굴동맥의 우위와 같은쪽(ipsilateral)의 눈구석동맥의 존재유무와 연관이 있다고 하였다. 이 단계에서 혈관의 평균 지름은 약 2.3 mm이다. 혈관은 입꼬리내림근과 큰광대근의 깊은 곳으로 주행하게 된다. 이는 입꼬리부터 코입술주름까지 어떠한 얕은 주사도 안전하게 만든다(**그림 3.12**).

주사 시 중요한 점

입술연결과 코입술주름 사이의 구역에 얕은 주사는 안전하다.

연구들은 때때로 아래입술동맥이 한쪽에만 있거나 지배적이고, 오른쪽에 더 그러하다는 것을 보여준다. 아래입술동맥은 넓은목근 깊은 곳을 지나고, 대부분 입술턱끝동맥과 공동간선을 형성한다(**그림 3.13**). 입술턱끝(labiomental)동맥은 예전에는 입술밑(sublabial)동맥으로 언급된 적이 있다. 아랫입술동맥의 근원은 입술연결(oral commissure)의 2.4 cm 내와 아래턱의 아래경계로부터 2.4 cm 위쪽에 위치해 있다. 아래입술동맥(ILA) 기시부의 혈관 지름은 평균 1.3 mm이다. 그 혈관은 치조골연의 점막부착부 바로 위에 있는 구강의 앞쪽벽에 있는 점막 밑을 주행한다. 몇몇의 저자들은 볼근의 아래연이 아래입술동맥이 정중선으로 주행하는 수준(level)으로 추정되는 것을 지지하고 있다. 지형도 비교에서, 아래입술동맥은 입술턱끝주름(labiomental crease)만큼 낮게 지나고 있는 것으로 대부분 보여졌다. 대응관계의 윗 입술 부분과 다르게, 아래입술동맥은 입둘레근 안으로 주행하거나, 입둘레근과 입술내림근 사이를 주행하는 것으로 보여지고 있다.

가끔 상당히 큰 아래입술동맥가지는 턱끝신경과 함께 주행하여 혈관이 아랫 입술쪽으로 작은 수직천공지들을 내기도 한다. 주의의 뜻으로 말하자면, 아래입술동맥 혈관은 적은 비율로 분지되기 전에 위입술동맥과 같은 뿌리를 공유하기도 한다. 이 상황이 일어나면 아래입술동맥은 홍순–피부 이음부를 따라 주행할 것이다. 이러한 이례적인 상황이 일어날 확률은 약 11%이다. 이 상황은 홍순–피부 이음부를 따라 바늘을 주입할 때와 이 입술연결(oral commissure)에 덩어리(bolus) 주사를 위치하게 할 때 문제가 될 수 있다. 오늘날까지도 아래입술동맥의 깊이에 대한 연구는 일관성이 없지만, 혈관의 시작점은 4.7 mm 깊이에 있고, 정중선(midline)에 도달하면 2.4 mm보다 얕은층으로 주행한다는 것이 일반적인 원칙이다.

그림 3.14는 입주위부의 혈관과 지방구획 해부학을 보여준다.

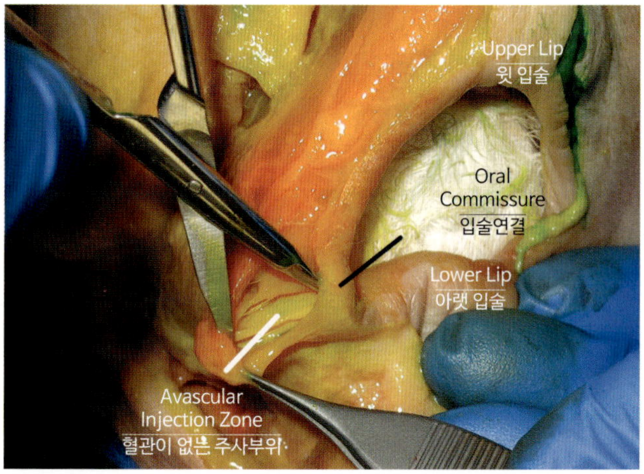

그림. 3.12 입술연결 안에서 안전한 지역의 사체 표본 해부 실연

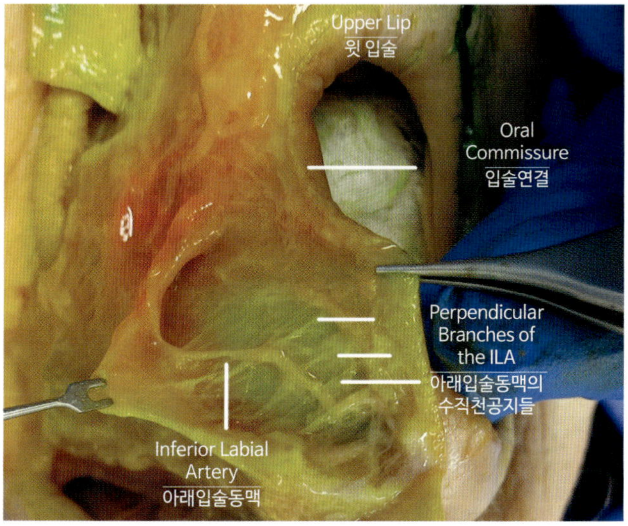

그림. 3.13 아래입술동맥(ILA)의 사체 표본 해부 실연

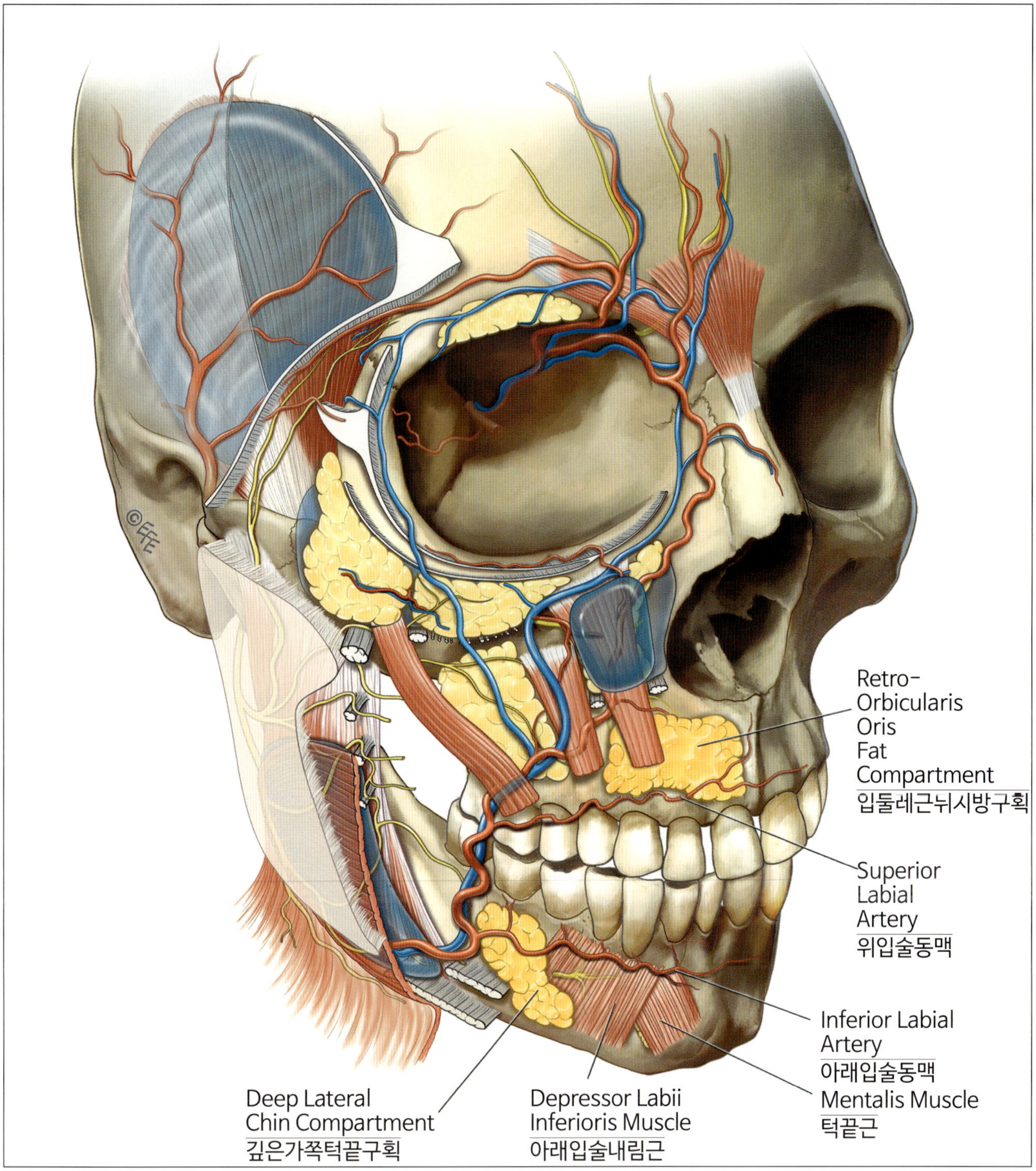

그림. 3.14 SMAS (subsuperficial muscular aponeurotic system) 뒤의 혈관과 지방구획의 입주위 해부학 그림

윗 입술의 혈관해부학과 얕은지방구획들(Vascular Anatomy of the Upper Lip and the Superficial Fat Compartments)

입술의 SMAS는 Pensler 등에 의하여 이전에 기술되었다. 윗입술 입둘레근의 안면신경분포는 근육 밑으로 위쪽, 가쪽으로 들어가며, 많은 작은 가지들로 이루어져 있다. 최근 연구들은 위입술동맥의 지형학적 위치를 상세하게 기술했다. Lee 등은 위입술동맥이 가지를 치는 유형을 4가지로 분류한다. 이 사체 표본 연구에 의하면 대략 22%의 위입술동맥들은 같은쪽의 콧날개가지에 혈액을 제공한다. 남은 78%의 경우에서는 아마도 눈구석동맥(angular artery) 혹은 눈확아래혈관(infraorbital vessels)이 콧날개가지에 혈액을 제공할 것이다. 또한, 이 연구에 의하면 7%에서는 위입술동맥이 한쪽에서 없다고 한다.

컴퓨터 단층촬영 연구에서는 최대 43%까지의 실험대상의 위입술동맥이 양쪽에 존재하지 않았다. 위입술동맥의 시작점은 1.5 cm^2 넓이만큼 입술연결(oral commissure)에서 떨어져 있고, 약 3.5 mm 깊이로 존재한다(**그림 3.15, 3.16**). 임상적으로 보자면 시술자의 엄지를 입술연결에 위치하면 혈관 위치를 예측할 수 있다. 위입술동맥은 입둘레근을 관통하고, 동측의 입술연결과 큐피트활 정점의 대략적 중간점에 도달할 때까지, 홍순피부경계의 머리쪽으로 주행한다. 이 때 위입술동맥은 백색말이 아래로 내려가서 그리고 정중선(시상)으로 계속 주행할 것이다. 이 변환구역에 대한 지식은 윗 입술에 주사 시 중요하다. 큐피트활 정점의 위치에서, 위입술동맥은 피부홍순 경계에서 약 1 mm 아래 위치해 있다. 전체 통로에서 위입술동맥은 적어도 3 mm 이상의 깊이를 유지하며 주행한다. 정중선에 다다르면서 85%의 위입술동맥계는 비중격가지(septal branches)가 있으며, 대부분의 비중격가지는 입둘레근 아래으로 코 쪽으로 올라갈 것이다. 그러나 가지의 25%까지는 근육 얕은층으로 향해 주행한다. 인중 주사를 할 때 이 혈관들의 색전형성(embolization)은 코 조직의 손실을 초래할 수 있다는 것을 고려해야 한다.

주사 시 중요한 점

입술주사를 위한 "2-4-5" 법칙. 위입술동맥은 압안 점막에서 2 mm 앞쪽으로 , 적어도 피부에서 4 mm보다 깊이, 그리고 아랫 입술 경계에 중 깊은층에서 5 mm 깊이로 주행한다.

얕은입술구획들(Superficial Lip Compartments)

앞서 언급했듯이, Pessa 등은 일련의 얕은위입술지방구획(superficial upper lip fat compartment)(**그림 3.17**), 위입술위쪽구획(superior upper lip compartment), 가쪽위입술구획(lateral upper lip compartment), 아래가쪽위입술구획(inferior lateral upper lip compartment), 그리고 중심위입술구획(central upper lip compartment))을 기술하고 있다. 중심위입술구획은 사분면의 하부와 위쪽을 포함한다. 임상적으로, 이 피하 구획들은 얇고 구획분할은 얼굴의 다른 부위와 비슷하게 혈관사이막과 부합한다. 이 사이막들은 윗 입술의 수직주름으로 나타난다.

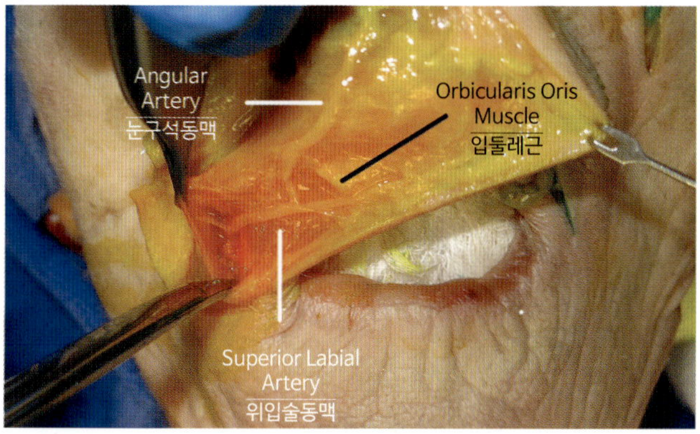

그림. 3.15 위입술동맥의 사체 표본 해부 실연

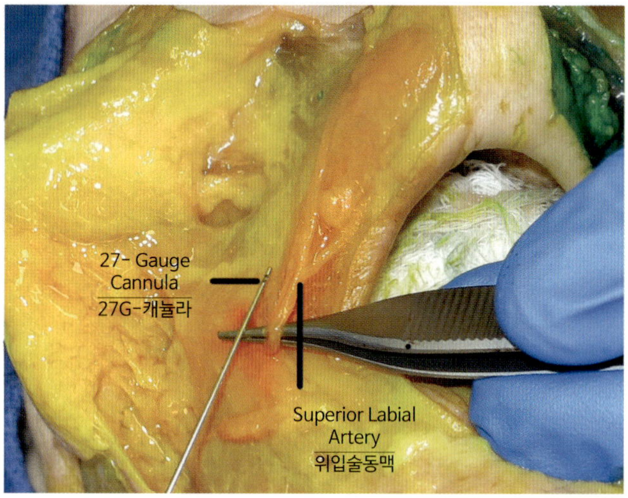

그림. 3.16 사체 표본에서 위입술동맥과 27G-캐뉼라의 비교

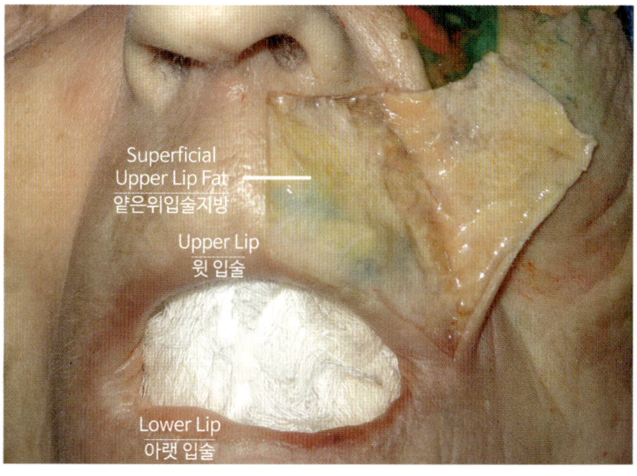

그림. 3.17 얕은위입술지방구획의 사체 표본 해부. 느슨하게 구성된 지방에서 더욱 섬유지방 구성으로 이행하는 것을 알아두자. 이 융합선은 나이가 들면서 더 뚜렷하게 된다.

아랫 입술은 세 종류의 얕은지방구획(중심아래입술구획(central lower lip fat compartment), 가쪽입술구획(lateral lip compartment), 그리고 아래턱끝구획(inferior chin compartment))으로 구성되어 있다. 가쪽입술구획의 안쪽 경계는 아래입술동맥을 포함하는 사이막이다. 아래입술-볼고랑(inferior labial-buccal sulcus)보다 위쪽으로 위치한 동맥들은 크기가 매우 작아, 이 부위에 캐뉼라를 이용한 주사를 하면 혈관 내 주입이 거의 일어나지 않고, 따라서 이 구획들은 볼륨화 주사의 유용한 잠재적 타겟이 된다.

그림 3.18은 입주위부위의 얕은지방구획을 보여준다.

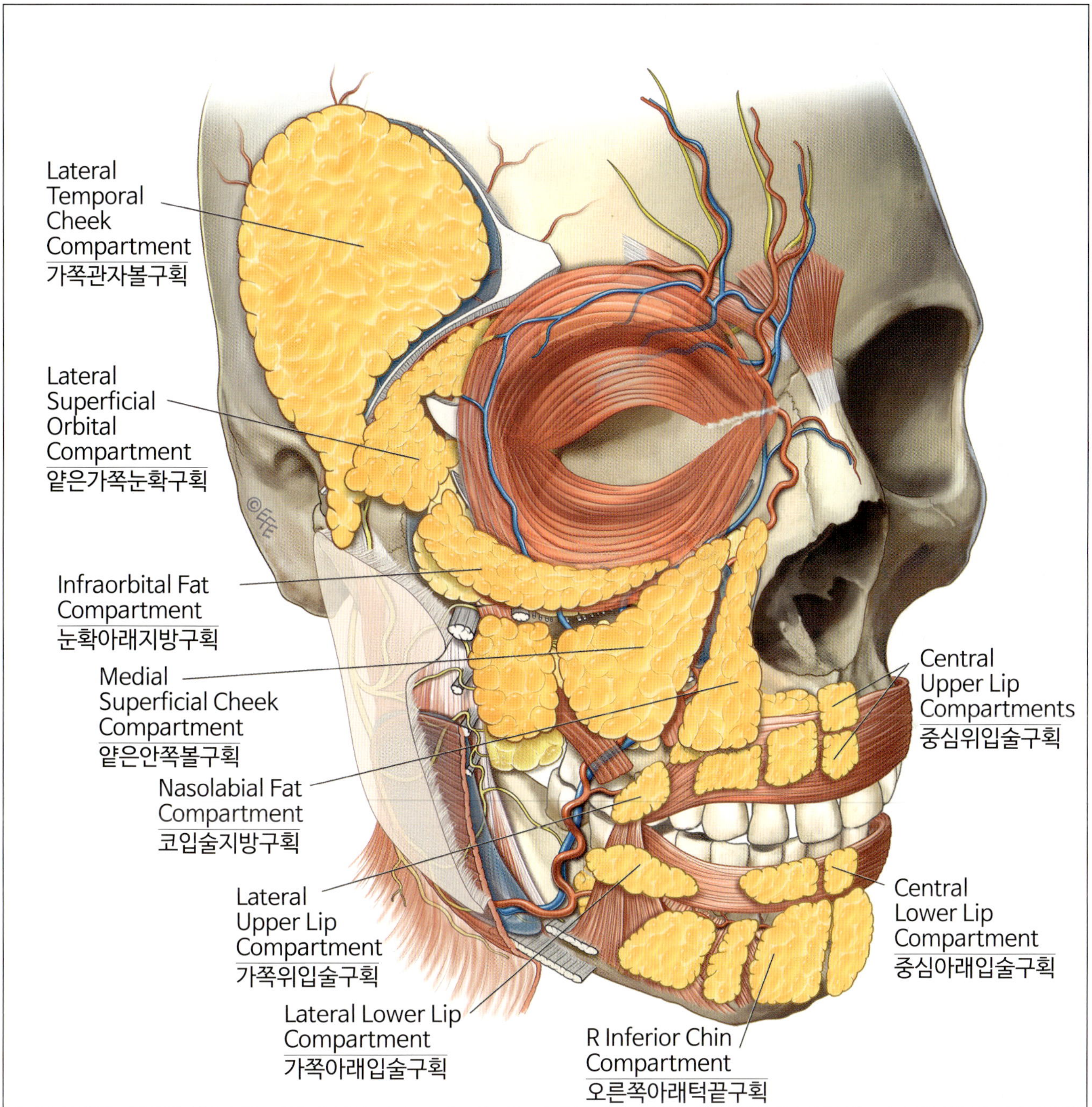

그림. 3.18 입주위의 얕은지방구획들의 그림. 이 구획들은 얇고, 구획된 분할은 얼굴의 다른 곳에 있는 혈관사이막과 부합한다. 이 사이막들은 세로입술주름을 나타나게 한다.

코입술 해부학(Nasolabial Anatomy)

머리쪽으로 옮겨 코입술주름(팔자주름, nasolabial fold)을 보면, 연구들은 얼굴동맥과 코입술주름은 93% 가량 밀접한 관련이 있다는 것을 보여준다. 동맥의 구불구불한 성질 때문에 주사를 목적으로 한 구체적인 지정학적 지도를 만들기는 어렵다. Yang 등은 많은 사체연구에서 주름에 관한 동맥 깊이와 위치에 대한 데이터를 제공했다. 더 일반적으로 동맥은 주름 안쪽으로 주행하는데, 주름 아래부분에서 1.7 mm 안쪽에서 시작하여, 주름위쪽 1/3에서 5 mm의 깊이로 주름 밑을 가로질러 주행하고, 최종적으로 콧날개의 가쪽 3.2 mm 점으로 도달한다.

사체 표본해부에서 위입술콧방울올림근(LLSAN), 위입술올림근(LLS) 작은광대근들이 코입술주름에 부착하고, 이 근육 섬유들 내에서 동맥이 안쪽에서 가쪽으로 주름을 가로지른다는 것이 밝혀졌다. 근육부착에 대한 이 지식을 통해 몇몇 저자들은 주름완화를 위해 보툴리눔독소를 코입술주름에 주사하는 것을 지지하고 있다(**그림 3.19**). 코입술주름에서 표정근육 피부부착점의 이완은 주름제거술에서 잘 정립되어 있다. 표정근육과 코입술주름의 관계에 대한 지식은, 깊은안쪽볼지방과 조롱박(pyriform) 깊은공간의 볼륨화가 입술올림근의 지지대를 만들어 코입술주름을 부드럽게 만들어 얼굴을 젊어보이게 만드는 개념에 힘을 실어준다(**비디오 3.1, 3.2**).

주사 시 중요한 점

코입술주름에 주사할 때, 주사침은 바로 피하에 혹은 망상진피에 놓여지게 하는 것을 권장한다. 눈구석동맥의 깊이(~5 mm)와 코입술주름을 가로지르는 레벨을 인식하자. 깊이를 확인하기 위해서, 필러시술자는 피부창백반응을 보아야 하지만, 주사침의 회색을 보는 것은 아니다. 만약 시술자가 주사침의 회색을 본다면, 주사침은 너무 얕은층에 위치하는 것이고 다시 조정되어야 한다. 저자는 부드러운 주사침 박리에 뒤이어 중간입자 사이즈의 히알루론산 주사를 권장한다.

이 단원의 앞에서 다루었듯이 입둘레근뒤지방는 송곳니오목(canine fossa) 위에 위치한 입둘레근 바로 아래 깊은 곳에 위치한다(**그림 3.20**). 이 구획은 위입술 볼륨 주입에 탁월한 타겟인데, 특히 치과교정술 중 앞어금니 발치로 인한 위치조골(upper alveolar) 함몰 환자들에게 유용하다("입주위 회춘을 위한 저자의 선호기법" 참고).

그림 3.21은 코입술주름아래와 입주위 피부의 구조적 육안해부학을 보여준다.

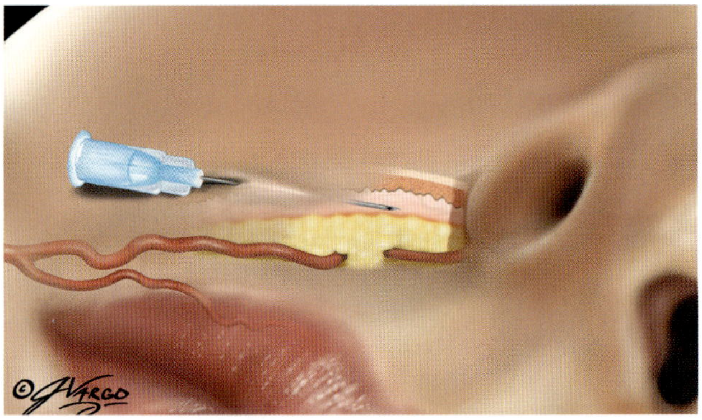

그림. 3.19 코입술주름 필러주사를 위한 주사침의 적절한 깊이를 보여주는 그림(James Vargo MD의 그림에 근거함).

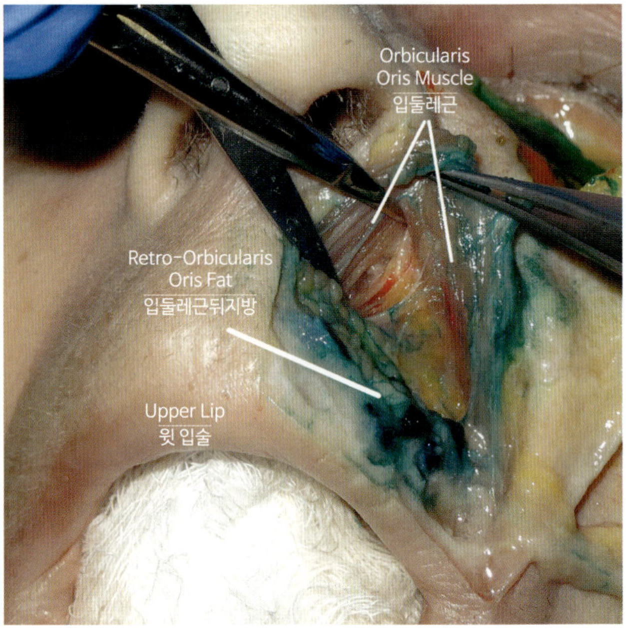

그림. 3.20 입둘레근뒤지방(ROOrF) 구획의 사체 표본 해부 실연. 해부 전에 초록색 시약과 히알루론산 고르게 혼합하여 이 구획에 경피적으로 주사하였다.

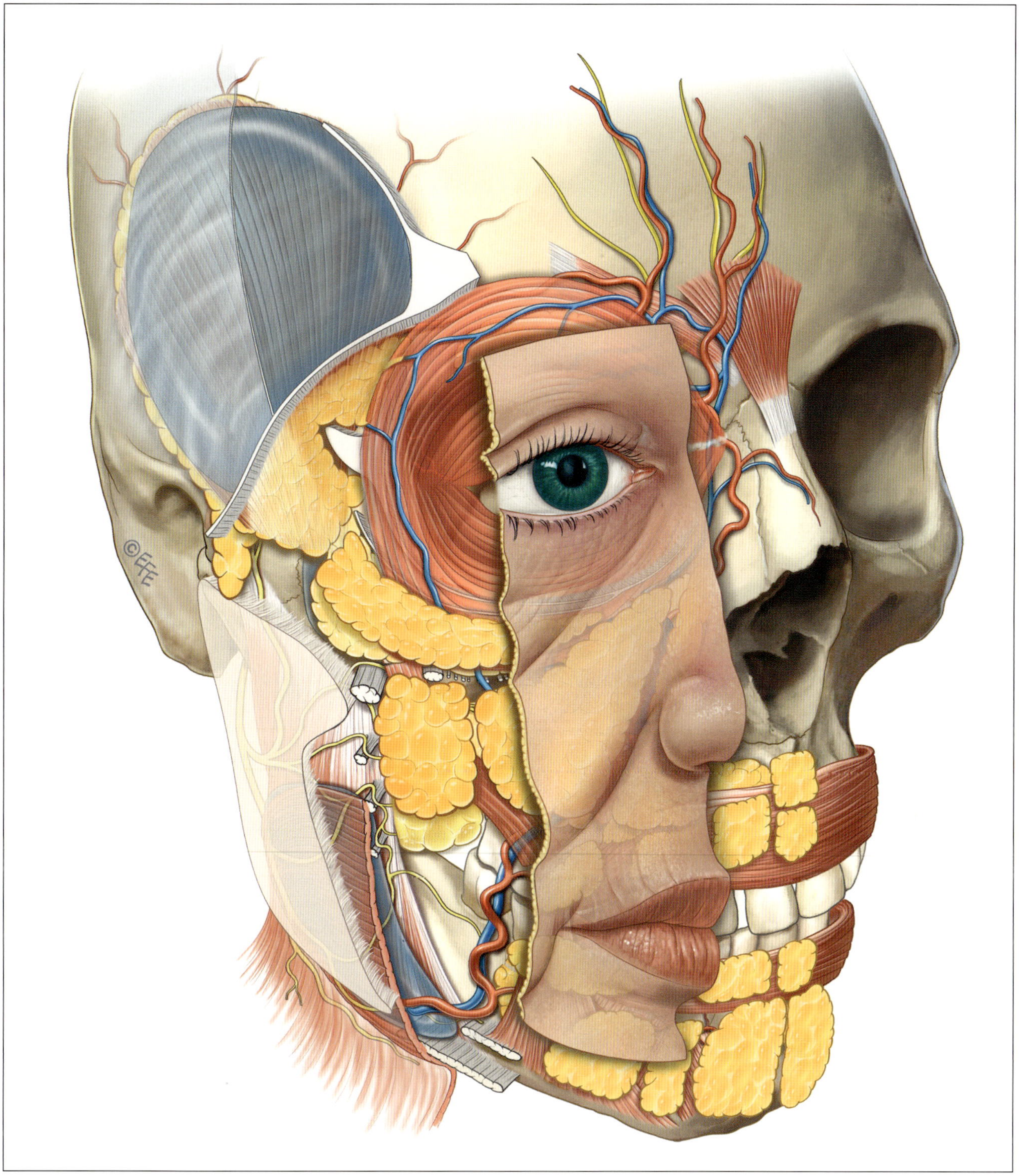

그림. 3.21 코입술주름, 입주위 피부와 더불어 하부해부조직을 보여주는 그림

입주위 회춘을 위한 저자의 선호기법 (The Authors' Preferred Techniques for Perioral Rejuvenation)

코기둥-입술 경계면 (Columella-Lip Interface)

입둘레근뒤지방(Retro-Orbicularis Oris Fat)

입주위 회춘에서 우선하는 것은 치아교합을 고려하는 것이다. 교정을 위해 위쪽 제1 소구치를 발치한 사람에서는 보통 광범위하게 윗 입술이 꺼진 것을 관측할 수 있다. ROOrF는 지방이식이나 기성품 필러로 볼륨화가 가능한 구획에 해당한다. 이 지방구획은 입술의 세로 삼등분의 중간 경계지점 걸치고, 깊은 조롱박공간의 입구의 안쪽으로 걸쳐 있다. 이 지방구획은 쉽게 삽관될 만한 큰 동맥이 없다. 이 책의 저자들이 선호하는 방법은 인중의 가운데로(위쪽 1/3 지점) 입구를 만들어 이 구획에 접근하는 것이다(**그림** 3.22 참조). 필러시술자는 멍을 최소화하기 위하여 적은 양의 에피네프린이 혼합된 리도카인을 주사하여 입구에 작은 팽진(wheal)을 만드는 것으로 시작한다(**비디오** 3.3). 캐뉼라가 입구를 통과하여 앞에서 뒤로 통과하게 하고, 그 후 캐뉼라는 가쪽으로 방향을 바꾸어 입둘레근보다 깊게(뒤쪽으로) 입술점막보다 앞쪽으로 쉽게 진행한다. 캐뉼라는 이 잠재적 공간에서 저항을 거의 받지 않는다. 기성품 HA 필러를 사용할 때는 필러를 리도카인과 2:1 비율로 혼합한다. 한쪽에 0.4 mL의 혼합물이 주사된다. HA 필러와 캐뉼라를 사용하여 입둘레근뒤지방에 주입하는 중앙접근법은 콧방울볼 이음부에 위치하는 윗 입술의 위가쪽삼각형에 존재하는 그물모양의 지방에 더 잘 퍼질 것이다(**그림 3.22, 비디오** 3.4). 자가지방 이식 시, 지방은 부채꼴주입법(fan-shaped manner)으로 상당히 많은 부분에 나누어 위치하게 한다. 정리하자면, 입둘레근 밑구조의 볼륨 증강은 치조궁(dental arch)을 넓게 만들고, 때로는 윗 입술을 올리기도 한다.

입주위 세로주름(Vertical Perioral Rhytids)

입주위에서 윗 입술 아래 1/3 부분의 세로주름은 보통 지방이식 시술의 범위가 아니다. 이런 주름이 있으면, 저자들은 주로 입자형 히알루론산 제품을 이용한 진피층에 교차주사법을 선호한다(**비디오** 3.5). 주사에 앞서, 제품을 더 조금씩 나누어 주사할 수 있는 32G− 1 mL 루어락 시린지로 옮긴다. 다른 방법으로는 틴들현상(Tyndall effect)의 감소를 위해 고안된 히알루론산 필러를 입둘레근 위를 따라 윗 입술의 피하지방에 길게 주사할 수도 있다.

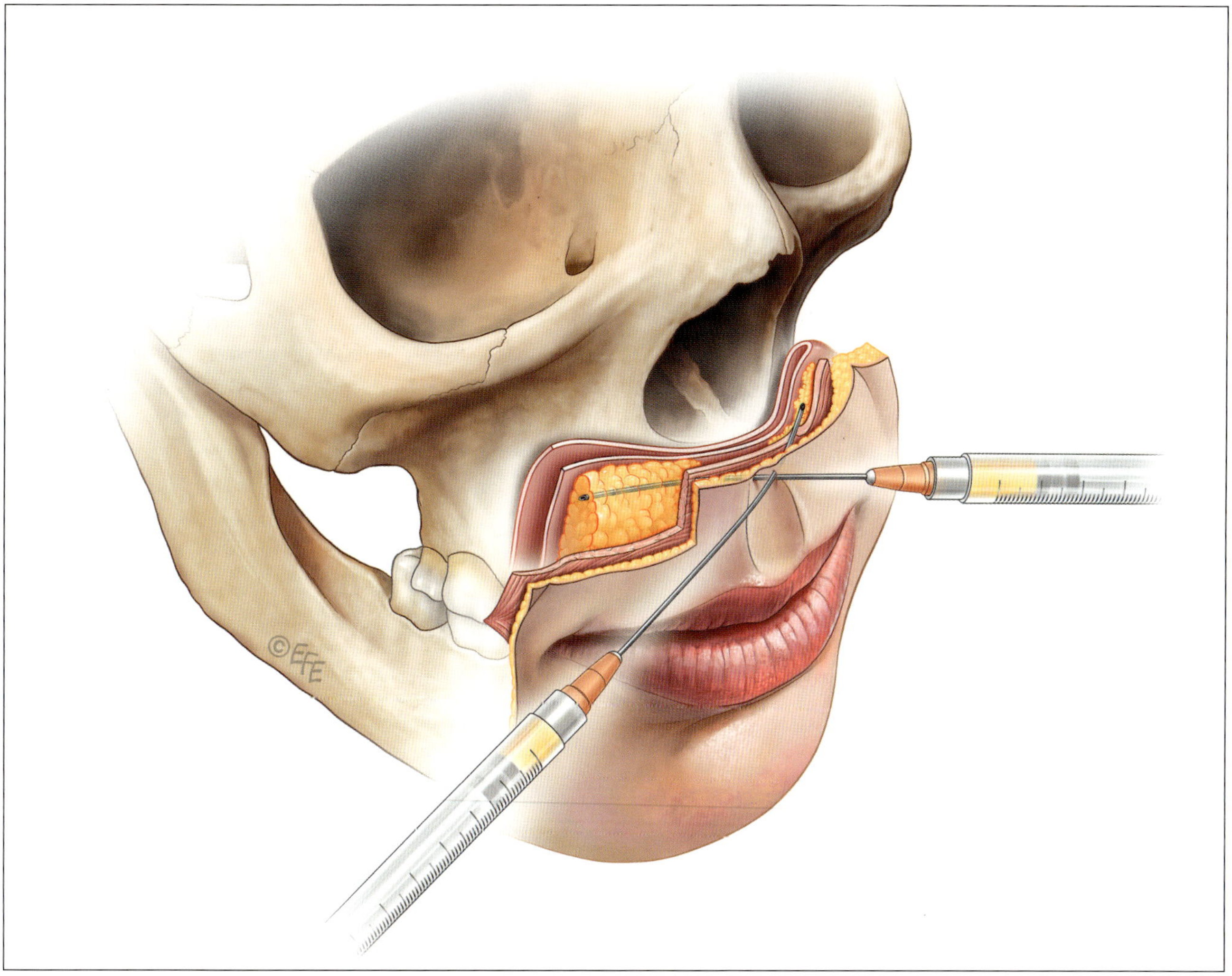

그림. 3.22 입둘레근뒤지방의 캐뉼라 볼륨화를 보여주는 그림

윗 입술 증강 (Upper Lip Enhancement)

인중과 백색말이 (The Philtrum and the White Roll)

백색말이(white roll) 접근으로 인중의 피하에 바로 주사한다(**그림 3.23, 비디오 3.6**). 인중을 엄지와 검지로 살짝 꼬집으면서 그 부분에 주사하는데, 이는 잠재하는 위입술동맥의 상향 가지에서 조직을 멀어지게 하기 위함이다. 엄지와 검지로 잡아올리면서 인중을 포함한 입꼬리에서 입꼬리까지의 백색말이에 30G 바늘로 히알루론산필러를 주사하여 보강한다. 이 방법으로 선명하고 과장되지 않게 백색말이를 완성할 수 있다. 백색말이 보강 주사법은 다른 홍순부분의 주사 전에 이루어져야 한다.

입술연결(The Oral Commissure)

현미경 사진으로 연구된 적은 없지만, 구각에 가까운 아랫입술은 나이가 들면서 위축되거나 변형되는 섬유지방 조직으로 구성되어 있다고 추측된다. 함몰된 입술연결 가쪽은 입둘레근의 꼬리쪽으로, 입술연결에서 약 5 mm 가쪽으로, 이 5 mm 지점에 아래로 향하도록 곡선으로 얕은층으로 HA 필러를 주사하여 해결한다. 이 주사는 얕은층과 근육 내에 위치되고, 위입술동맥주행의 앞쪽과 꼬리 쪽에 모두 정렬된다. 이 방법으로 인하여 마치 입꼬리가 올라가 보이는 착시를 만든다(**비디오 3.7**).

홍순(The Red Vermillion)

마른홍순(dry vermillion)을 증강시키는 한 방법은, HA 필러를 전후 방향으로 마른홍순점막(dry vermillion mucosa) 깊은 곳에 바로 주사하는 것으로, “no touch” 수직 침 주사법으로 백색말이에 주사하는 방법이다. 입술연결(oral commissure)에서부터 다른 입술연결까지 윗입술홍순 중심의 3/4부분을 약 1.5~2 mm 간격으로 평행주사한다. 이 방법은 최상으로 홍순의 볼록함을 만들고 홍순의 전후방향 돌출을 개선하게 만든다. 바늘은 후상방향으로 각을 이루어서는 안 되는데, 그렇게 하면 위입술동맥에 동맥 주사를 할 확률을 높이기 때문이다.

홍순을 보강하는 다른 방법은 캐뉼라를 사용하는 것이다(**비디오 3.8**). 윗 입술 아래홍순(subvermilion) 내에는 두 개의 잠재적 공간이 존재한다. 하나는 홍순의 마른젖은경계의 앞에 위치하고 다른 하나는 뒤에 위치한다. 대부분의 사람에서, 앞쪽 공간은 윗 입술 전체 폭에 뻗어 있고, 뒤쪽 공간은 중간에만 분할되어 존재한다. 입구는 입술연결 바로 옆에 만든다. 필러시술자는 멍과 출혈을 최소화하기 위하여 에피네프린이 혼합된 자일로카인을 소량 주사한다. 그 후 마른홍순의 입체감과 젖은홍순의 돌출을 향상하기 위하여 캐뉼라를 두 공간 모두 각각 지나가게 한다. 이는 정면에서 아랫 입술에 비하여 윗 입술의 돌출을 회복하고, 과도한 잇몸노출을 감소시킨다.

입둘레근의 해부학적 형태에는 입술연결에서 세로방향성분의 섬유가 있다. 가로에서 세로로 바뀌는 이 변화는 연조직 지지가 잘 되지 않는 공간을 만들어, 위 및 아래 입술이 잘 다물어지지 않게 만들 수 있다. 위입술동맥과 아래입술동맥은 이러한 부족한 부위에 가깝게 위치하지 않는다. 입의 역량면에서는 백색말이의 안쪽에서 가쪽으로, 윗 입술과 아랫 입술 연결부위에서는 백색말이보다 약간 뒤쪽으로 주사하는 것이 가장 좋은 효과를 얻는다(**비디오 3.9**).

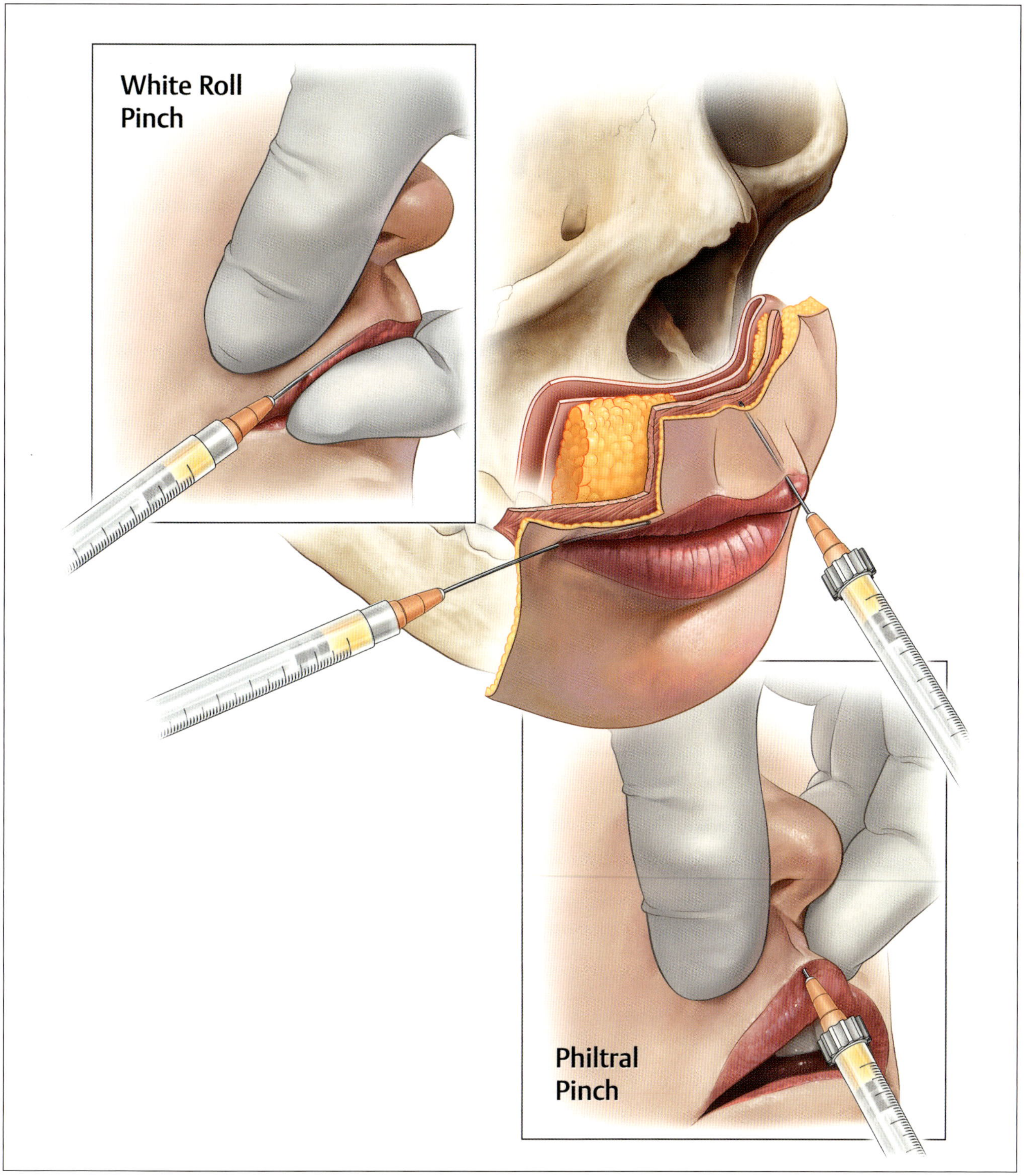

그림. 3.23 윗 입술을 위한 볼륨화 기법을 보여주는 그림. 백색말이와 인중을 선명하게 하는 것으로 시작하고, 그 다음에 홍순증대로 진행하는 것을 선호한다. 인중주사를 위해서, 29-30G 0.5인치 주사침이 사용된다.

아랫 입술 증강 (Lower Lip Enhancement)

윗 입술과 비슷하게, 두 가지 방법(캐뉼라 혹은 바늘)으로 백색말이(white roll)를 개선할 수 있다. 우리는 캐뉼라가 백색말이의 중앙에 잘 위치하는 것을 알았기 때문에, 선호하는 방법은 캐뉼라를 사용하는 방법이다(**비디오 3.10, 3.11**). 입술연결 삽입점을 사용하여, 백색말이에 걸친부분에 캐뉼라를 후진주사할 수 있다. 30G바늘을 이용하는 순차적 주사는 엄지와 검지로 백색말이를 눌러서 HA 필러를 주사하며 손가락을 놓으면서 주사한다.

마른홍순을 바늘로 증강시키는 방법은, HA 필러를 마른 홍순점막 바로 깊은 곳에 전후방향으로 주사하는, 백색말이에 "no touch" 수직바늘주사법으로 성취된다(**그림 3.24**). 아랫입술 홍순의 중앙 3/4 부분에 약 1.5~2 mm 간격으로 평행 주사하는 방법은 입술연결에서 입술연결로 수행된다. 이 방법으로 홍순을 최상으로 볼록하게 만들고, 홍순의 전후방향 돌출을 개선하게 만들 것이다. 바늘은 뒤쪽 아래 방향으로 각을 이루어서 주사하면 안 되는데, 그 이유는 아래입술동맥(ILA)의 수직가지에 주사를 할 확률을 높이기 때문이다.

캐뉼라를 이용한 아랫 입술 홍순증대를 위해서 윗 입술에 사용했던 같은 캐뉼라입구를 사용할 수 있다. 아랫 입술의 홍순 앞쪽 밑의 공간쪽으로 캐뉼라를 꼬리쪽으로 방향을 바꾼다. 이 공간은 아랫 입술 전체를 가로질러 있다.

입술연결쪽으로 이어지는 아랫 입술 부분은, 명확히 구획지어진 아랫 입술의 얕은가쪽지방구획에 주사를 하여 해결할 수 있다. 이 부위에 과도한 주사를 하게 되면 부자연스러운 변형을 만들 수 있다. 마리오네트라인은 가쪽의 두꺼운 지방구획과 안쪽의 얇은 지방구획이 인접하는 곳에 존재한다. 마리오네트라인 치료는 피하에 가까이 교차주사하면 효과적으로 된다. 필러시술자는 입꼬리내림근근육 위의 오목한 함몰들을 평가해야 한다. 입꼬리내림근의 윗부분에 캐뉼라를 사용하여 히알루론산필러나 자가지방이식을 하는 것은 하는 보존적으로 해야 하는데, 모든 혈관은 입꼬리내림근보다 깊은 곳을 주행하기 때문에 이 부위에 얕은층주사는 안전하다.

아랫 입술의 얕은지방구획의 연부조직의 위축이 생기는데 이를 평가되어야 한다. 턱끝중앙입구(midline chin port) 혹은 입술턱끝주름(labiomental crease)의 가쪽에 입구로 캐뉼라를 사용하면, 아랫 입술의 얕은 주사는 안전하고 쉽다.

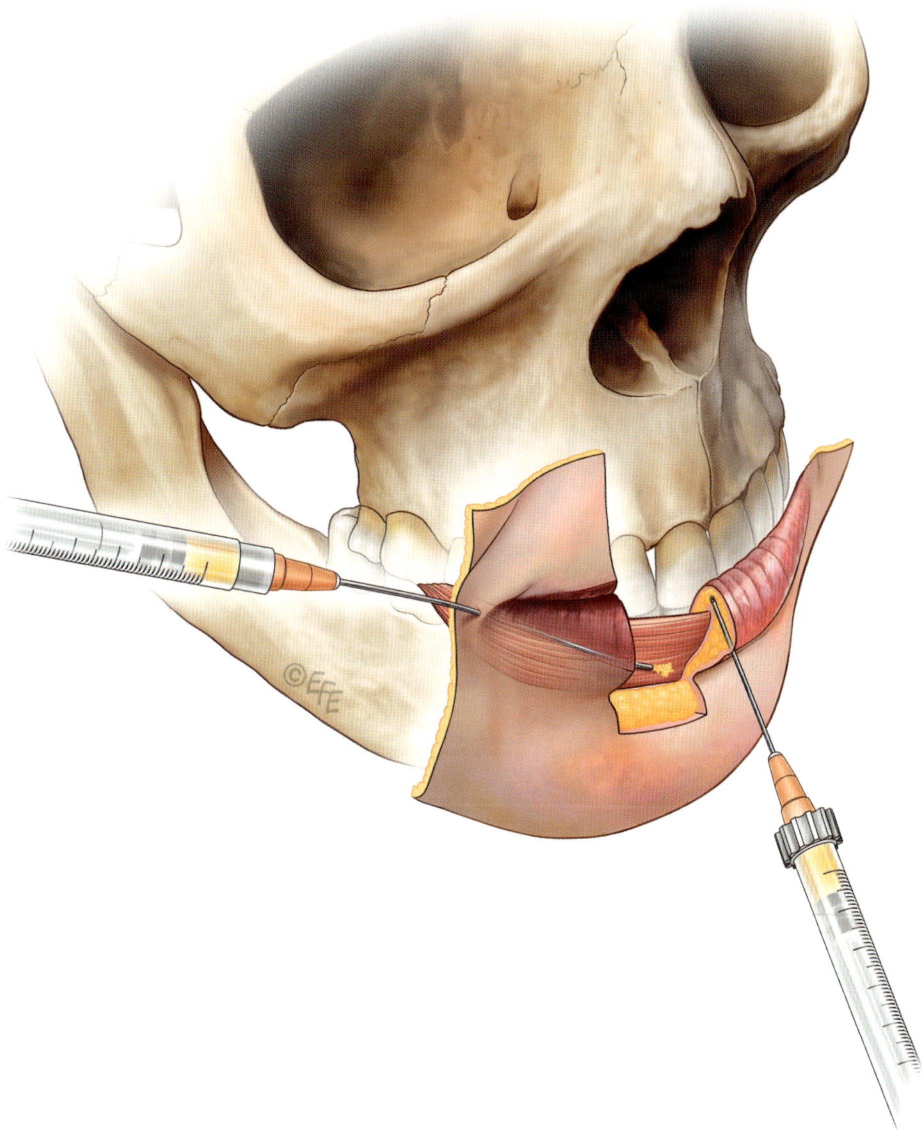

그림. 3.24 아랫 입술을 위한 볼륨화를 보여주는 그림. 홍순의 캐뉼라 볼륨화 그림. 마른홍순에 깊게 수직주사하는 "no touch" 주사침 접근법이 묘사되어 있다. 이 기법을 위해서는 29-30G 0.5인치 주사침이 선호된다.

입술-턱끝 경계면 (Lip-Chin Interface)

아랫 입술과 턱이 만나는 부분의 지지는 입술턱주름 부위의 볼륨을 복원하여 얻을 수 있다(**그림 3.25**).

아래입술동맥은 아랫 입술에 깊게, 입술고랑에 매우 가까이 주행한다. 중앙입구로 캐뉼라를 사용하여 주사하면 자연스러운 층을 찾을 수 있다. 턱끝근의 머리부착부 위를 걸쳐서, 아래입술내림근 가쪽으로 입둘레근의 후면을 따라서 볼륨을 더한다. 얕은쪽에 주사하여 지지를 더하면서 혈관 내 주사의 부작용을 최소화한다.

턱끝근(mentalis)의 긴장이 존재할 때, 정중선에 구획된 턱끝근지방구획에 볼륨화를 해야 한다. 턱끝의 가장 볼록한 지점의 정중선에 입구를 사용할 수 있다. 피하에 들어갈때 시술자는 캐뉼라를 정중선에서 약간 비켜나가게 방향을 바꾸면, 캐뉼라가 지방덩이에 들어가기 바로 전에 저항을 받을 것이다.

방시상(parasagittal) 정중선에서 아래턱 하연을 따라 캐뉼라 입구를 만들면, 캐뉼라가 입꼬리내림근 밑층에서 머리쪽으로 쉽게 진행하게 된다. 이 위치에서 필러시술자는 깊은가쪽턱끝구획(deep lateral chin compartment)을 증대하고, 입술연결 안쪽과 깊은 쪽에 지지를 만들 수 있다. 캐뉼라는 아래턱 경계 바로 위로 전진시킬 수 있는데, 깊은가쪽턱끝구획을 들어갈 때 매우 적은 저항을 받게 될 것이다. 이 잠재적인 공간은 입꼬리내림근의 후면을 감싸고 있는 캡슐에 의하여 형성되고, 이 공간에 볼륨을 주는 것은 입꼬리내림근 밑에 지지를 더 할 수 있다. 주사 목적은 턱밑선을 조합하여 군턱앞(prejowl)을 완화시키는 것이다(**비디오 3.12**). 이 접근법으로 자가지방과 높은 G 프라임 필러가 둘 다 사용될 수 있다.

또한, 정중선입구를 통하여 얕은 피하에 주사를 하면 혈관 내 주사의 걱정이 없이 군턱을 완화시킬 수 있다. 군턱앞고랑(prejowl sulcus)에 바로 피하에 주사하는 것은 바늘, 캐뉼라 둘 다 모두 안전하다.

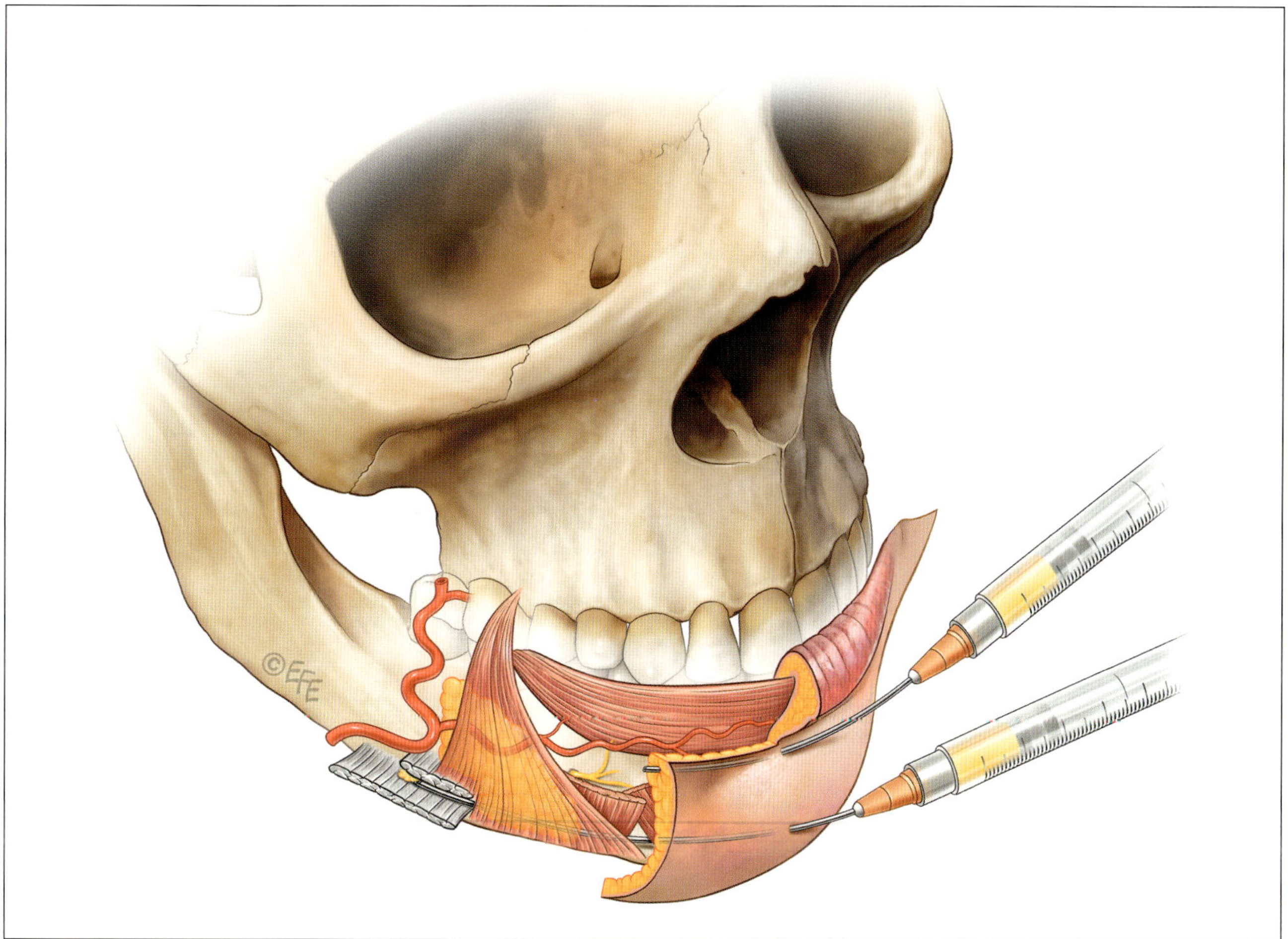

그림. 3.25 경계면을 위한 볼륨화 기법을 보여주는 그림. 턱끝지방구획과 입술턱주름의 캐뉼라 볼륨화를 보여준다. 정중선 입구로부터 깊은가쪽턱끝구획을 캐뉼라 볼륨화를 보여준다. 캐뉼라는 입꼬리내림근의 뒤면을 따라 진행된다.

Suggested Reading

Chin and Jowl Anatomy

Braz A, Humphrey S, Weinkle S, et al. Lower face: clinical anatomy and regional approaches with injectable fillers. Plast Reconstr Surg 2015; 136(5, Suppl):235S–257S

Cardoso ER, Amonoo-Kuofi HS, Hawary MB. Mentolabial sulcus: a histologic study. Int J Oral Maxillofac Surg 1995;24(2):145–147

de Castro CC. The anatomy of the platysma muscle. Plast Reconstr Surg 1980;66(5):680–683

Feldman J. Neck Lift. St. Louis, MO: Quality Medical Publishing, Inc.; 2006:107

Furnas DW. The retaining ligaments of the cheek. Plast Reconstr Surg 1989;83(1):11–16

Huettner F, Rueda S, Ozturk CN, et al. The relationship of the marginal mandibular nerve to the mandibular osseocutaneous ligament and lesser ligaments of the lower face. Aesthet Surg J 2015;35(2):111–120

Mendelson BC, Muzaffar AR, Adams WP Jr. Surgical anatomy of the midcheek and malar mounds. Plast Reconstr Surg 2002;110(3):885–896, discussion 897–911

Reece EM, Pessa JE, Rohrich RJ. The mandibular septum: anatomical observations of the jowls in aging-implications for facial rejuvenation. Plast Reconstr Surg 2008;121(4):1414– 1420

Upper Lip

Crouzet C, Fournier H, Papon X, Hentati N, Cronier P, Mercier P. Anatomy of the arterial vascularization of the lips. Surg Radiol Anat 1998;20(4):273–278

Furukawa M, Mathes DW, Anzai Y. Evaluation of the facial artery on computed tomographic angiography using 64-slice multidetector computed tomography: implications for facial reconstruction in plastic surgery. Plast Reconstr Surg 2013;131(3):526–535

Iblher N, Kloepper J, Penna V, Bartholomae JP, Stark GB. Changes in the aging upper lip—a photomorphometric and MRI-based study (on a quest to find the right rejuvenation approach). J Plast Reconstr Aesthet Surg 2008;61(10):1170– 1176

Iblher N, Stark GB, Penna V. The aging perioral region—do we really know what is happening? J Nutr Health Aging 2012;16(6):581–585

Lee SH, Gil YC, Choi YJ, Tansatit T, Kim HJ, Hu KS. Topographic anatomy of the superior labial artery for dermal filler injection. Plast Reconstr Surg 2015;135(2):445–450

Loukas M, Hullett J, Louis RG Jr, et al. A detailed observation of variations of the facial artery, with emphasis on the superior labial artery. Surg Radiol Anat 2006;28(3):316–324

Nakajima H, Imanishi N, Aiso S. Facial artery in the upper lip and nose: anatomy and a clinical application. Plast Reconstr Surg 2002;109(3):855–861, discussion 862–863

Olszewski R, Liu Y, Duprez T, Xu TM, Reychler H. Threedimensional appearance of the lips muscles with threedimensional isotropic MRI: in vivo study. Int J CARS 2009;4(4):349–352

Penna V, Stark GB, Eisenhardt SU, Bannasch H, Iblher N. The aging lip: a comparative histological analysis of age-related changes in the upper lip complex. Plast Reconstr Surg 2009;124(2):624–628

Pensler JM, Ward JW, Parry SW. The superficial musculoaponeurotic system in the upper lip: an anatomic study in cadavers. Plast Reconstr Surg 1985;75(4):488–494

Pinar YA, Bilge O, Govsa F. Anatomic study of the blood supply of perioral region. Clin Anat 2005;18(5):330–339

Surek CC, Guisantes E, Schnarr K, Jelks G, Beut J. "No touch" technique for lip enhancement. Plast Reconstr Surg 2016;138(4):603e–613e

Lower Lip

Edizer M, Mağden O, Tayfur V, Kiray A, Ergür I, Atabey A. Arterial anatomy of the lower lip: a cadaveric study. Plast Reconstr Surg 2003;111(7):2176–2181

Tansatit T, Apinuntrum P, Phetudom T. A typical pattern of the labial arteries with implication for lip augmentation with injectable fillers. Aesthetic Plast Surg 2014;38(6):1083– 1089

Nasolabial Fold

Barton FE Jr, Gyimesi IM. Anatomy of the nasolabial fold. Plast Reconstr Surg 1997;100(5):1276–1280

Beer GM, Manestar M, Mihic-Probst D. The causes of the nasolabial crease: a histomorphological study. Clin Anat 2013;26(2):196–203

Pessa JE, Brown F. Independent effect of various facial mimetic muscles on the nasolabial fold. Aesthetic Plast Surg 1992;16(2):167–171

Rubin LR, Mishriki Y, Lee G. Anatomy of the nasolabial fold: the keystone of the smiling mechanism. Plast Reconstr Surg 1989;83(1):1–10

Yang HM, Lee JG, Hu KS, et al. New anatomical insights on the course and branching patterns of the facial artery: clinical implications of injectable treatments to the nasolabial fold and nasojugal groove. Plast Reconstr Surg 2014;133(5):1077–1082

Complication Management

Cohen JL. Understanding, avoiding, and managing dermal filler complications. Dermatol Surg 2008;34(Suppl 1):S92–S99

Daines SM, Williams EF. Complications associated with injectable soft-tissue fillers: a 5-year retrospective review. JAMA Facial Plast Surg 2013;15(3):226–231

DeLorenzi C. Complications of injectable fillers, part I. Aesthet Surg J 2013;33(4):561–575

DeLorenzi C. Complications of injectable fillers, part 2: vascular complications. Aesthet Surg J 2014;34(4):584–600

Eversole R, Tran K, Hansen D, Campbell J. Lip augmentation dermal filler reactions, histopathologic features. Head Neck Pathol 2013;7(3):241–249

Park TH, Seo SW, Kim JK, Chang CH. Clinical experience with hyaluronic acid-filler complications. J Plast Reconstr Aesthet Surg 2011;64(7):892–896

Sclafani AP, Fagien S. Treatment of injectable soft tissue filler complications. Dermatol Surg 2009;35(Suppl 2):1672–1680

Chapter 4

관자와 눈썹
(The Temple and the Brow)

관자근막층, 위 및 아래 관자구획과 아래관자사이막 (The Temporal Fascial Layers, the Upper and Lower Temporal Compartments, and the Inferior Temporal Septum) *61*

얕은관자동맥, 파수꾼정맥, 눈썹칸막이와 얕은관자의 구성 (The Superficial Temporal Artery, the Sentinel Vein, the Brow Partition, and the Superficial Temporal Components) *64*

관자 볼륨화를 위한 저자의 선호 기법 (The Authors' Preferred Techniques for Temporal Volumization) *66*

4 관자와 눈썹(The Temple and the Brow)

Jerome Paul Lamb and Christopher Chase Surek / 박은수 역

관자근막층, 위 및 아래 관자구획과 아래 관자사이막(The Temporal Fascia Layers, the Upper and Lower Temporal Compartments, and the Inferior Temporal Septum)

관자우묵(temple hollowing)은 노화가 진행된 얼굴에서 흔히 보이는 문제이며, 명칭으로 인해 혼동을 줄 수 있다. 나이가 들어감에 따라 관자부의 볼륨(volume)의 감소는 관자지방덩이(temple fat pad), 얕은가쪽눈확지방(superficial lateral orbital fat)과 가쪽관자볼지방(lateral temporal cheek fat)이 위축되어 나타난다. 신조어인 '관자우묵'은 관자부의 지방이나 근육의 결핍을 반영한 것이다. 이런 노화 현상에 따라 관자부 주변의 골격 윤곽이 더욱더 두드러지게 되면서 관자부 돌출은 더욱더 감소된 상태로 인지하게 된다. 일반적으로, 저자는 관자부위의 윤곽(contour)에 대한 과교정(overcorrection)보다는 저교정(undercorrection)을 선호한다(**비디오 4.1**).

두피층이 관자부와 연결될 때, 두피의 머리덮개널힘줄(galea aponeurotica)은 관자마루근막(temporoparietal fascia, TPF)과 같은 것을 의미하는 얕은관자근막(superficial temporal fascia)이 된다. 반면에 두피의 골막층은 관자부위에서는 깊은관자근막(deep temporal fascia, DTA)과 동의어가 된다. 깊은관자근막은 광대활(zygomatic arch) 부위에서 별도로 명명된 얕은판과 깊은판(superficial and deep lamina)으로 나누어지며 이 두 판은 광대활(zygomatic arch)의 2~3 cm 머리쪽(cephalic) 위의 융합관자선(temporal line of fusion)에서 하나의 층으로 합쳐진다. 관자부위의 해부학을 이해하기 위한 재현 가능한 방법은 관자부위를 위 및 아래 관자구획(upper and lower temporal compartment)으로 나누는 것이다. 이 해부학적 연구는 Bryan mendelson과 그의 연구진들에 의해 잘 기술되어 있다.

위관자구획(upper temporal compartment)의 위쪽 경계는 위관자사이막(superior temporal septum)이다. 이 사이막(septum)은 관자 부위 전체의 위쪽 경계에 해당한다. 위관자 사이막이 존재하는 지점에서 두피의 골막층은 깊은관자근막으로 전환된다. 사이막은 앞으로는 삼각관자인대유착(triangular temporal ligamentous adhesion, TLA)까지 가로지른다. 삼각관자인대유착(TLA)은 위 및 아래 관자사이막(superior and inferior temporal septum)이 만나는 "쐐기돌(key stone)"이다. 위관자구획에는 혈관, 신경과 같은 중요한 구조물이 없으며 이 공간 내에서 관자지방구획(temporal fat compartment)의 박리를 통하여 깊은관자근막의 두 층을 분리할 수 있다.

아래관자구획의 위쪽 경계(cephalic border)는 아래관자사이막이다. 이 구획의 바닥(floor)은 치밀한 섬유지방조직(dense fibrofatty tissue)으로 이루어진 귀밑샘관자근막(parotid temporal fascia)로 구성되며 이 근막은 광대뼈인대(zygomaticocutaneous ligament)가 붙어 있는 아래광대(lower zygoma)를 향해 아래쪽(caudal)으로 주행하면서 압축되고 이것은 구획의 아래쪽 경계를 형성한다.

위눈확부위(upper periorbital region)의 깊은지방구획(deep fat compartment)은 눈둘레근뒤지방(retroorbicularis oculi fat, ROOF)이다. 이 지방조직은 눈둘레근과 머리덮개널힘줄(galea aponeurotica)보다 깊은 곳에 존재한다. 눈둘레근뒤지방의 볼륨이 감소하면 윗눈꺼풀에 고랑을 만들고 눈썹 꼬리 처짐을 초래할 수 있다.

관자의 혈관해부학을 이해하는 것은 바람직하지 않은 합병증을 피하기 위해 매우 중요하다. 바깥목동맥(external carotid artery)의 세 가지(branch)가 관자 부위의 혈류 공급을 담당한다. 얕은관자동맥(superficial temporal artery, STA)은 관자마루근막(temporoparietal fascia, TPF) 내에서 주행한다. 얕은관자동맥의 앞가지는 보통 얼굴신경의 관자가지(temporal rami)와 함께 주행하며 눈확위동맥(supraorbital artery)과 연결된다(**그림 4.1**). 이 동맥의 혈관 내 주사는 눈의 혈관계(ophthalmic system)의 역행성 혈전을 형성하여 중심망막동맥(central retinal artery)의 폐색과 실명을 초래할 수 있다. 그러므로 이 구역에 바늘을 주입할 때는 항상 유의하여야 한다. 깊은관자근막 내에는 중간관자동맥(middle temporal artery)과 깊은관자동맥(deep temporal artery)이 위치한다. 참고로 깊은관자동맥은 속위턱동맥(internal maxillary artery)에서 기시한다. 이 동맥들에 우발적으로 주사를 하였을 경우에는 역행성혈관폐색(retrograde vascular occlusion)과 같은 중대한 합병증을 초래할 수 있다. 결과적으로 저자는 관자오목(temporal fossa)의 아래안쪽 사분면(inferior medial quadrant)의 주사만을 권장한다(관자 볼륨화를 위한 저자의 선호 기법). 그 외 나머지 부분은 혈관이 없는 층인 위관자구획(upper temporal compartment)이나 얕은관자지방구획(superficial temporal fat compartment)에 캐뉼라를 통하여 주입할 것을 권장한다.

그림 4.2는 신경혈관 구조와 위관자공간(upper temporal space)의 전체적인 해부학을 보여준다.

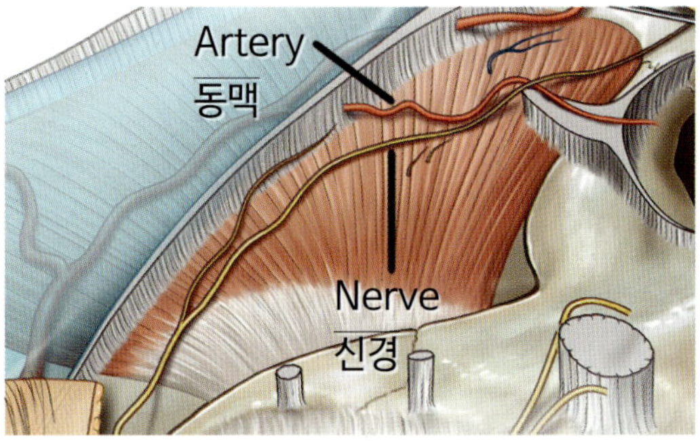

그림. 4.1 얼굴신경의 전두가지와 얕은관자동맥의 앞가지의 교차위치를 보여주는 그림.

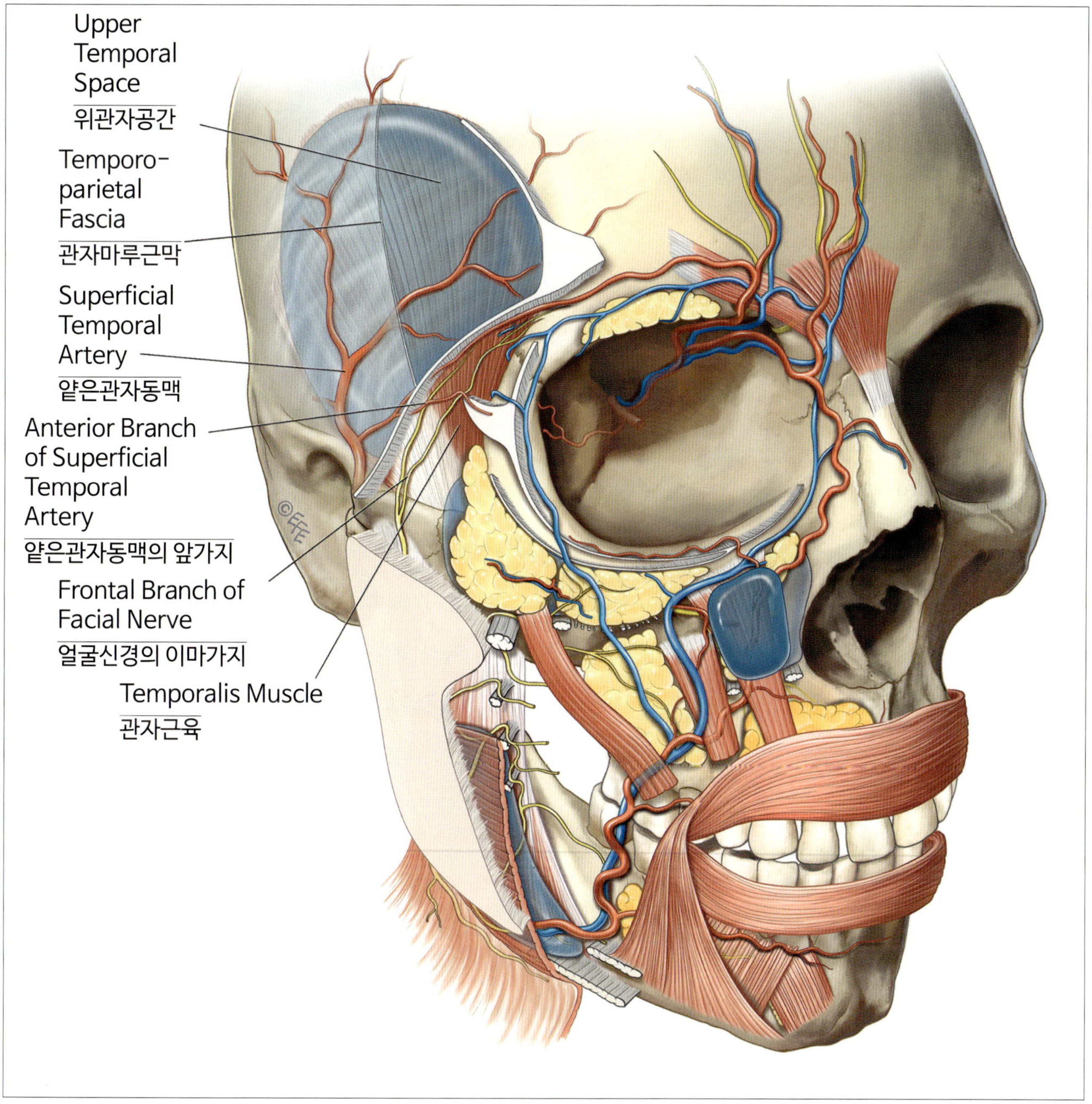

그림. 4.2 중요한 관자 신경혈관 해부와 위관자공간을 보여주는 그림.

얕은관자동맥, 파수꾼정맥, 눈썹칸막이와 얕은관자의 구성(The Superficial Temporal Artery, the Sentinel Vein, the Brow Partition, and the Superficial Temporal Components)

아래관자사이막(inferior temporal septum)은 두층인대구조(bilaminar ligamentous srtructure)이며 아래판(inferior lamina)은 얼굴신경의 관자가지(temporal rami)를 안정화시킨다. 이 신경은 얼굴신경의 이마가지와 같은 것이다. 이마가지는 가쪽광대활의 아래관자사이막의 앞쪽(anterior), 아래쪽(inferior)을 따라 골막 가까이에서 주행한다. 신경은 아래관자구획의 지붕에 있는 관자마루근막에서 머리쪽으로 향할수록 좀더 얕게 주행한다. 이마가지는 피하지방 바로 아래 있는 얇은근막에 의해 보호되는 얕은관자동맥의 전방가지보다 얕게 주행하며 이와 교차한다. 이 가지는 이마와 눈둘레근뒤지방을 향하여 계속 주행한다. 아래관자구획(inferior temporal compartment) 내에서 광대관자가지(zygomaticotemporal branch)와 파수꾼정맥(sentinel vein)이 주행한다는 것을 인지하는 것이 중요하다. 캐뉼라를 이용한 술기에서는 위관자공간(upper temporal space) 내에 있는 아래관자사이막의 얕은 층을 따라 쉽게 미끄러지며 주입할 수 있다. 이 부위의 보형물이나 다른 합성물을 이용한 증대술(augmentation)을 시행할 때 볼륨화는 근육밑층(submuscular) 혹은 근육위층(supramuscular plane) 모두에서 이루어질 수 있음을 보여준다.

추가적으로 주목할만한 해부학적 구조는 Bryan mendelson에 의해 정의된 "관자굴(temporal tunnel)"이다. 이것은 가쪽눈확비후(위쪽), 눈둘레근유지인대(안쪽), 관자마루근막(가쪽) 사이에 있는 깊은 공간이다. 이 공간을 통한 무딘 박리(blunt dissection)는 쉽고 안전하게 광대앞공간(prezygomatic space)로 닿을 수 있게 해준다.

관자구획에는 두 개의 지방구획이 있다. 첫번째는 얕은가쪽관자볼지방구획(superficial lateral temporal cheek fat compartment)이다. 이 지방구획의 머리쪽경계(cephalic border)는 관자 능선(temporal crest)과 위관자사이막이며 이 구획은 관자의 볼륨화(temple volumization)를 위한 좋은 표적이 된다. 끝이 무딘 캐뉼라(blunt cannula)를 피부 안으로 넣을 때 관자사이막(temporal septa)에 해당하는 구획의 꼬리쪽과 머리쪽경계에서 저항을 받는다. 얕은가쪽눈확지방구획은 아래관자사이막의 꼬리측에 존재한다.

윗 눈썹(upper brow)의 혈관구조는 동맥 내 바륨(barium) 주입을 통한 입체방사선촬영(stereoradiography)에 의해 기술되어 있다. 얕은동맥과 깊은동맥은 눈둘레근유지인대의 막성경계와 인접한 사이막을 따라 진행하며 피부에 가깝도록 얕게 가로지르며 윗눈꺼풀의 눈둘레근의 눈꺼풀부분(palpebral orbicularis oculi muscle)을 관통한다. 이 얕은사이막 형성(superificial septation)은 캐뉼라를 이용한 볼륨화(volumizing) 술기 중에 인지할 수 있다.

파수꾼정맥은 깊은관자근막이 양쪽으로 걸쳐진 관자지방덩이(temporal fat pad) 내에 존재하는 중간관자정맥(middle temporal vein)으로 흘러 들어간다. 눈확위(supraorbital), 도르래위(supratrochlear) 신경혈관다발(neurovascular bundle)의 위치는 대부분의 임상의들에게 친숙하다. 주사용 필러와 지방이식에서 모두 실명이 발생했던 보고가 있다. 가쪽 눈썹의 얕은 동맥과 깊은 동맥의 지름은 가장 작은 게이지의 바늘로만 동맥내주사(intra-arterial injection)가 가능하다. 하지만, 주사가 안쪽으로(medially) 진행함에 따라, 동맥의 지름은 급격히 커지게 되고 따라서 작은 게이지 바늘을 통한 주사는 상당히 위험할 수 있다.

주사 시 중요한 점(Injection pearl)

아래 관자에 주입할 때는 얼굴신경과 얕은관자동맥의 앞가지가 교차하는 지점을 피하라.

그림. 4.3은 얕은관자지방구획을 보여주고 있다.

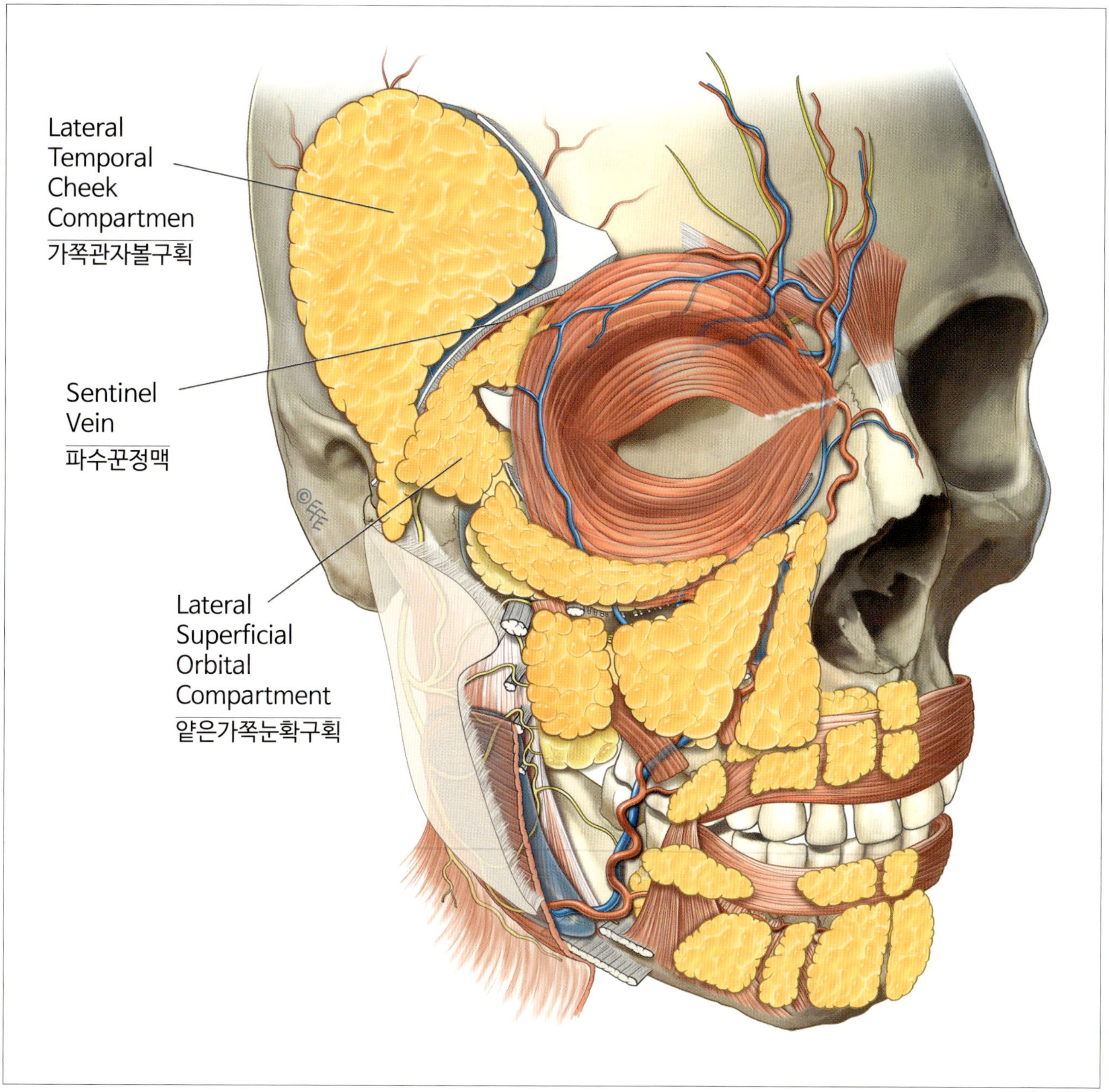

그림. 4.3 얕은관자지방구획을 보여주는 그림.

관자 볼륨화를 위한 저자의 선호기법 (The Authors' Preferred Techniques for Temporal Volumization)

가쪽관자(얕은)(Lateral Temporal (Superficial))

캐뉼라의 삽입 지점은 귀둘레의 뿌리(helical root)보다 2~3 cm 위 구렛나루(sideburn)의 앞쪽 경계에 위치한다. 캐뉼라는 진피보다 깊은 위치에 얕은지방 내에서 안쪽으로 전진하며, 이때 주사기는 지방구획을 가로지르는 약간의 저항을 느낄 수 있다. 원하는 효과가 얻어질 때까지 볼륨화를 역행성부채살모양법(retrograde fanning fashion)으로 수행한다.

앞관자(얕은)(Anterior Temporal (Superficial))

삽입 지점은 구렛나루의 수직 및 수평 교차점에 있다. 캐뉼라는 얕은아래관자사이막의 앞아래방향으로 이동한다. 이 부분은 Pitanguy's line과 비슷하다. 캐뉼라는 관자능선공간의 머리쪽 경계를 따라 저항을 만나게 된다. 꼬리쪽으로, 범위는 광대활(zygomatic arch)의 앞쪽에서 2/3지점까지가 된다.

그림 4.4는 얕은 및 깊은 관자 볼륨화 기법을 보여준다.

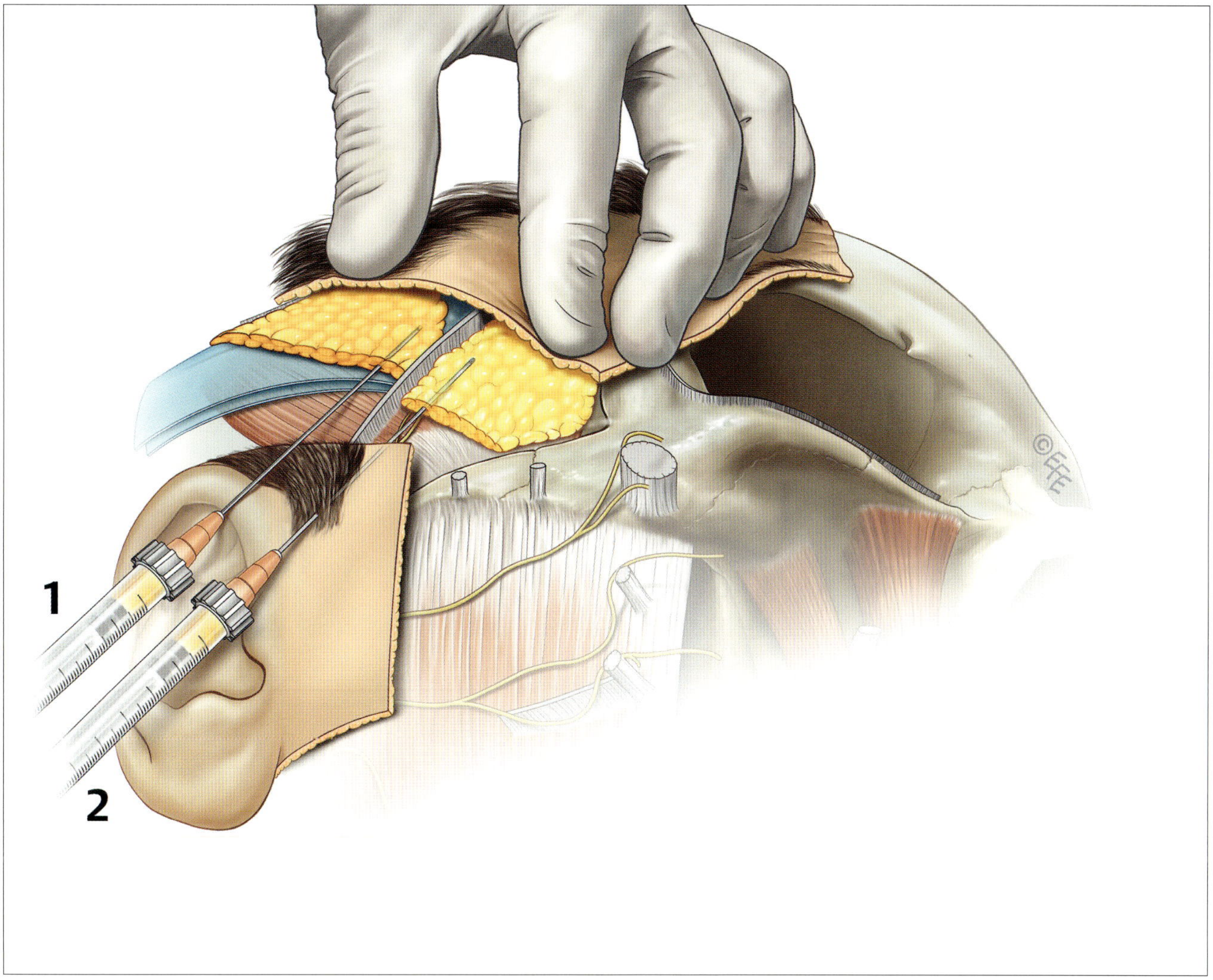

그림. 4.4 가쪽관자볼구획과 얕은관자지방에서 얕은관자 볼륨화를 보여주는 그림.

깊은눈확(Deep Periorbital)

노화가 진행된 얼굴에서 눈둘레근뒤지방구획의 볼륨화는 눈확의 형태와 모습을 개선시킬 수 있다(**비디오 4.2**). 주입하기에 앞서, 필러시술자는 눈확위패임(supraorbital notch)의 촉지를 시도해야 한다. 이곳은 안쪽 경계가 되며, 모든 주사는 혈관의 손상을 피하기 위하여 안쪽 경계로부터 가쪽에서 이루어져야 한다. 따라서 주사하기 전 눈확위혈관(supraorbital vessel)과 도르래위혈관(supratrochlear vessel) 추정 위치를 분명하게 파악하는 것이 중요하다. 필러시술자는 눈썹부위 조직에 잡아 당김(Pinch–and–pull) 기술을 수행한다. 바늘이나 캐뉼라는 눈썹의 꼬리에서 가쪽에서 삽입되고 눈확위뼈둘레(supraorbital rim)의 머리쪽의 깊은 층에서 안쪽으로 진행한다. 이후 역행성 주입법으로 원하는 결과가 달성될 때까지 수행한다.

앞관자(Anterior Temporal)

Arthur Swift는 앞깊은관자의 볼륨화(anterior deep temporal volumization)를 위하여 “1 up and 1 over” 기법을 제안하였다(**비디오 4.3**). Swift는 깊은관자동맥의 앞가지가 가쪽눈확뼈둘레(lateral orbital rim)로부터 1.8 cm보다 더 앞쪽에 있지 않다고 언급하였다. 필러시술자는 주상관자오목(scaphoid temporal fossa)와 함께 관자융합선(temple fusion line)을 촉지할 수 있다. 목표 부위는 관자융합선을 따라 눈확위뼈둘레(supraorbital rim) 위 1cm 상방, 그리고 관자융합선으로부터 1cm 가쪽으로 관자오목내에 위치하다. 이 위치는 관자 부위에 존재하는 모든 큰 혈관구조로부터 안쪽이며, 따라서 깊은 주사도 혈관 손상으로부터 안전할 수 있다.

필러시술자는 높은 탄성(high G–prime)과 점도(cohesivity)를 가지는 제품을 사용하여야 한다. 목표 지점에 주입하기에 앞서, 필러시술자는 목표 위치를 향할 때 촉진을 통하여 중간에 가로지르는 혈관이 맥박으로 느낄 수 있다. 필러시술자는 바늘을 뼈까지 깊게 위치시킨다. 이 층에서, 바늘은 혈관이 없는 층에 존재하며, 깊은관자근막과 관자근육(temporalis muscle) 사이에 필러가 퍼질 수 있도록 시도한다. 덩어리(bolus)로 채우기 전에 필러시술자는 주입하는 손의 반대편 검지를 관자모발선에 위치시켜 모발선 밑의 관자오목에 필러가 퍼지는 것을 막고 관자오목의 보이는 부분(visible portion)에 필러의 분포를 최대화한다.

“1 up and 1 over” 기법은 **그림 4.5**에 소개되어 있다.

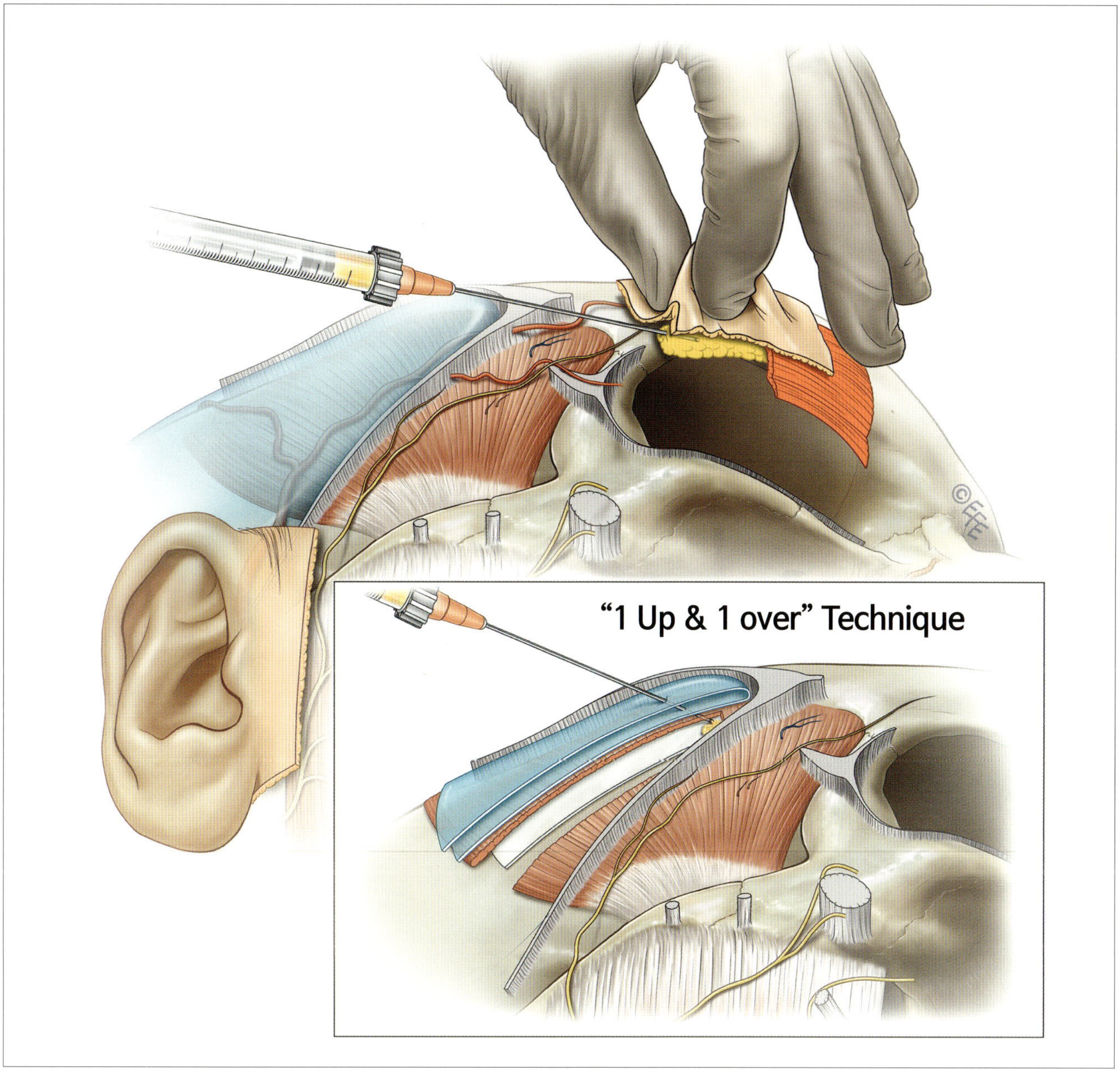

그림. 4.5 "1 up and 1 over" 기법으로 앞관자 볼륨화를 묘사한 그림. 눈둘레근뒤지방구획 눈확주위 볼륨화를 보여준다.

Suggested Reading

관자해부학

Kawai K, Imanishi N, Nakajima H, Aiso S, Kakibuchi M, Hosokawa K. Arterial anatomical features of the upper palpebra. Plast Reconstr Surg 2004;113(2):479–484

Mendelson B, Wong C. Anatomy of the aging face. In: Neligan PC, ed. Plastic Surgery. Vol. 2. 3rd Philadelphia, PA: Elsevier Saunders; 2013:78–92

Moss CJ, Mendelson BC, Taylor GI. Surgical anatomy of the ligamentous attachments in the temple and periorbital regions. Plast Reconstr Surg 2000;105(4):1475–1490, discussion 1491–1498

O'Brien JX, Ashton MW, Rozen WM, Ross R, Mendelson BC. New perspectives on the surgical anatomy and nomencla- ture of the temporal region: literature review and dis- section study. Plast Reconstr Surg 2013;131(3):510–522. Discussion by Knize D. on 523–525

Pessa J, Rohrich R. Facial Topography: Clinical Anatomy of the Face. St. Louis, MO: Quality Medical Publishing; 2012

Stuzin JM, Wagstrom L, Kawamoto HK, Wolfe SA. Anatomy of the frontal branch of the facial nerve: the significance of the temporal fat pad. Plast Reconstr Surg 1989;83(2):265–271

관자 볼륨화와 증대술

Fontdevila J, Serra-Renom JM, Raigosa M, et al. Assessing the long-term viability of facial fat grafts: an objective measure using computed tomography. Aesthet Surg J 2008;28(4):380–386

Gordon CR, Yaremchuk MJ. Temporal augmentation with methyl methacrylate. Aesthet Surg J 2011;31(7):827–833

Sykes JM. Applied anatomy of the temporal region and fore- head for injectable fillers. J Drugs Dermatol 2009; 8(10, Suppl):s24–s27

Sykes JM, Cotofana S, Trevidic P, et al. Upper face: clinical anatomy and regional approaches with injectable fillers. Plast Reconstr Surg 2015; 136(5, Suppl):204S–218S

용어 정리

A

Adhesion	유착
Aging of Lips	입술의 노화
Aging of Perioral Region	입주위 노화
Alar Base	콧방울바닥
Alar Crease	콧방울주름
Alar-Facial Groove	콧방울-얼굴고랑
Anecdotal Scale	일화적 척도
Angular	눈구석
Angular Artery	눈구석동맥
Angular Vein	눈구석정맥
Anterior Branch	앞쪽 가지
Anterior Branch of Superficial Temporal Artery	얕은관자동맥의 앞가지
Anterior Midface	앞쪽가운데얼굴
Anterior Temporal	앞관자
Arterial Anatomy of Midface	가운데얼굴의 동맥해부학
Ascending Branch	오름가지
Avascular Injection Zone	혈관이 없는 주사부위

B

Blepharoplasty	눈꺼풀
Blunt Cannula	끝이 무딘 캐뉼라
Bolus Injection	덩어리 주사
Bone-Supported Cheek	뼈에 받쳐진 볼
Bony Maxillary Depression	뼈 위턱의 함몰
Bony Transition	뼈이행부위
Brow Partition	눈썹칸막이
Buccal	볼
Buccal Branch	볼가지
Buccal Node	볼림프절
Buccal Space	볼지방덩이공간
Bundle	다발
Buttress	버팀벽

C

Canthal	눈구석
Capsule	피막
Central Lower Lip Compartment	중심아래입술구획
Central Upper Lip Compartment	중심위입술구획
Cervical	목
Cervical Branch	목가지
Chin	턱끝
Collagen Elastin Bundles	얕은지방층 내 아교탄력다발
Columella-Lip Interface	코기둥-입술 경계면
Compartment	구획
Compartment Anatomy	구획해부학
Consistency	굳기
Crease	주름
Cutaneous Insertion	피부부착 부위

D

Deep Anatomy	깊은층해부학
Deep Injection	깊은층 주사방법
Deep Lateral Channel	깊은가쪽통로
Deep Lateral Chin Compartment	깊은가쪽턱끝지방구획
Deep Medial Cheek Fat	깊은안쪽볼지방
Deep Medial Cheek Fat Compartment	깊은안쪽볼지방구획
Deep Periorbital	깊은눈확
Deep Pyriform Space	깊은조롱박공간
Deep Suborbicularis Plane	깊은눈둘레근밑면
Deep Temporal Artery	깊은관자동맥
Deep Temporal Fascia	깊은관자근막
Deep Volumization	깊은층 볼륨화
Depressor Anguli Oris	입꼬리내림근
Depressor Labii Inferioris Muscle	아래입술내림근
Depressor Septi Nasi	코중격내림근
Dorsal Nasal Branch	콧등가지

F

Facial Artery	얼굴동맥
Facial Lymphatics	얼굴의 림프관
Facial Midsagittal Line	얼굴정중시상선
Facial Nerve	얼굴신경
Fascia	근막
Fat Compartments	지방구획
Fat Pad	지방덩이
Festoon	눈꽃줄
Frontal Branch of Facial Nerve	얼굴신경의 이마가지
Fulcrum Effect	지렛대 효과

G

Gross Anatomy	육안해부학
Gross Vascular Anatomy	육안혈관해부학

H

Hammock	그물 침대
Hydroxyapatite	수산화인회석

I

Iatrogenic Malar Bag	의인광대주머니
Iatrogenic Malar Mound	의인광대언덕
Inferior Labial Artery	아래입술동맥
Inferior Labial-Buccal Sulcus	아랫입술-볼고랑
Inferior Temporal Septum	아래관자사이막
Inferolateral	아래가쪽
Inferomedial Boundary	아래안쪽 경계
Infraorbital Artery	눈확아래동맥
Infraorbital "Malar" Fat Compartment	눈확아래 광대지방구획
Infraorbital Fat Compartment	눈확아래지방구획
Infraorbital Fat Pad	눈확아래지방덩이
Infraorbital Nerve	눈확아래신경
Infraorbital Neurovascular Bundle	눈확아래 신경혈관다발
Injection Pearls	주사 시 중요한 점
Interlocking Fibers	연결 섬유
Investing Fascia	피복근막

J

Jowl	군턱

L

Labiomental	입술턱끝
Lacrimal Region	눈물샘부위
Lamina Propria	고유판
Langer's Lines	랑게르의 선
Lateral	가쪽
Lateral Canthal Structures	가쪽눈구석구조
Lateral Continuation	가쪽 연속
Lateral Fat Pad	가쪽 지방덩이
Lateral Lower Lip Compartment	가쪽아래입술구획
Lateral Midface	가쪽가운데얼굴
Lateral Orbital Thickening	가쪽눈확비후
Lateral Suborbicularis Oculi Fat Compartments	가쪽눈둘레근밑지방구획
Lateral Superficial Orbital Compartment	얕은가쪽눈확구획
Lateral Temporal Cheek Compartment	가쪽관자볼구획
Lateral Upper Lip Compartment	가쪽위입술구획
Lateral Upper Nasal Wall	가쪽위코벽
Lateral Zygoma Sweep	가쪽광대범위
Left Cheek	왼쪽 볼
Levator Anguli Oris	입꼬리올림근
Levator Labii Superioris	위입술올림근
Lid-Cheek Crease	눈꺼풀볼주름
Ligaments	인대
Lip-Chin Interface	입술-턱끝 경계면
Loose, Areolar Consistency	느슨한 윤문상의 굳기
Lower Eyelid	아래눈꺼풀
Lower Lip	아랫 입술
Lower Lip Enhancement	아랫 입술 증강
Lower Midface	아래가운데얼굴
Lower Orbicularis Oculi Muscle	아래눈둘레근
Lower Perioral Region	입주위 아랫부분
Lower Premasseteric Space	아래깨물근앞공간
Lower Temporal Space	아래관자공간
Lymph Capillaries	림프모세관
Lymph Collecting Vessels	림프집합관
Lymphatic Anatomy	림프해부학

Lymphatic Dysfunction	림프기능장애

M

MacGregor's Patch	맥그리거의 패치
Main Collecting Trunks	주집합관줄기
Main Zygomatic Ligament	주광대인대
Malar Bag	광대주머니
Malar Equator	광대 적도
Malar Fat Compartment	광대지방구획
Malar Mound	광대언덕
Malar Region of Face	광대부위
Mandibular Osseocutaneous Ligament	아래턱뼈피부인대
Marginal Mandibular Branch	아래턱모서리가지
Masseter	깨물근
Masseteric Ligaments	깨물근인대
Maxillary Deflection	위턱꺾임
Maxillary Ligaments	위턱인대
Maxillary Retaining Ligaments	위턱유지인대
Medial Canthal Tendon	안쪽눈구석힘줄
Medial Canthus	안쪽눈구석
Medial Channel	안쪽통로
Medial Commissure	안쪽 연결
Medial Suborbicularis Oculi Fat Compartments	안쪽눈둘레근밑지방
Medial Suborbicularis Oculi Fat Compartments	안쪽눈둘레근밑지방구획
Medial Superficial Cheek Compartment	얕은안쪽볼지방구획
Medial Superficial Cheek Fat	얕은안쪽볼지방
Mental Nerve	턱끝신경
Mentalis Muscle	턱끝근
Midface	가운데얼굴
Midfacial Volumization	가운데얼굴 볼륨화
Mimetic Muscle Insertions	모방근육 부착
Mobile Cheek	자유로운 볼
Moment Arm Effect	모멘트 팔 효과
More Lateral Trajectory	더 가쪽으로 궤적
Muscular Anatomy	근육해부학

N

Nasojugal Crease	볼광대주름
Nasojugal Fold	코광대주름
Nasojugal Groove	코광대고랑
Nasolabial Anatomy	코입술 해부학
Nasolabial Fat	코입술지방
Nasolabial Fat Compartment	코입술지방구획
Nasolabial Fold	코입술주름

O

Ophthalmic Artery	눈동맥
Oral Commissure	입술연결
Orbicularis Oculi Muscle	눈둘레근
Orbicularis Oris Muscle	입둘레근
Orbicularis Retaining Ligament	눈둘레근유지인대
Orbital	눈확
Orbitomalar Ligament	눈확광대인대

P

Palpebral Branch, Infraorbital Artery	눈확아래동맥의 눈꺼풀가지
Palpebral Fissure	눈꺼풀틈새
Palpebromalar Groove	눈꺼풀광대고랑
Parotid Gland	귀밑샘
Partition	칸막이
Perioral Area	입주위
Perioral Region	입주위
Perioral Rejuvenation	입주위 회춘
Perpendicular Branches	수지천공지들
Philtrum	인중
Pinch-and-Pull	잡아 당김
Platysma	넓은목근
Platysma Auricular Fascia	넓은목근귓바퀴근막
Platysma Mandibular Ligament	넓은목근아래턱인대
Platysma Muscle	넓은목근
Pneumatization	공기화
Posterior Capsule	뒤쪽 피막
Precollectors	집합앞관
Preferred Technique	선호기법
Premaxillary Space	위턱앞공간
Preorbicularis Oris Fat	입둘레근앞지방
Preperiosteal	골막앞
Preperiosteal Fat Pad	골막앞지방덩이
Preseptal Space	눈확사이막앞공간
Prezygomatic Space	광대앞공간
Prezygomatic Space Capsule	광대앞공간 피막

Procedures	시술
Pseudoptosis	거짓처짐
Pyriform	조롱박
Pyriform Aperture	조롱박구멍
Pyriform Recesses	조롱박오목

R

Right Inferior Chin Compartment	오른쪽아래턱끝구획
Red Vermillion	홍순
Reflux Maneuver	역류 조작
Region	부위
Retro-Orbicularis Oris Fat	입둘레근뒤지방
Retro-Orbicularis Oris Fat Compartment	입둘레근뒤지방구획
Retroseptal Fat	사이막뒤지방
Right Cheek	오른쪽 볼

S

Sentinel Vein	파수꾼정맥
Single Lymphatic Channel	하나의 림프통로
Solitary Tissue Space	단 하나의 조직공간
Stylomastoid Foramen	붓꼭지구멍
Submalar Hollow	광대밑함몰
Superficial Cheek Compartments	얕은볼지방구획들
Superficial Extension of Deep Buccal Fat Pad	깊은볼지방덩이의 얕은연장 부위
Superficial Fat Compartments	얕은지방구획
Superficial Fat Layer	얕은지방층
Superficial Injection	얕은층 주사방법
Superficial Lateral Channel	얕은가쪽통로
Superficial Lip Compartments	얕은입술구획들
Superficial Temporal	얕은관자
Superficial Temporal Artery	얕은관자동맥
Superficial Upper Lip Fat	얕은위입술지방
Superficial Volumization	얕은층 볼륨화
Superior Labial Artery	위입술동맥
Superior Temporal Septum	위관자사이막
Superolateral Displacement	위가쪽 변위
Supraorbital	눈확위
Supraorbital Artery And Nerve	눈확위동맥과 신경
Supraorbital Rim	눈확위뼈둘레
Supratip Break	코끝위변곡
Supratochlear Artery And Nerve	도르래위동맥과 신경
Suture	봉합

T

Temporal Compartments	관자구획
Temporal Fascial Layers	관자근막층
Temporal Ligamentous Adhesion	관자인대유착
Temporal Tunnel	관자굴
Temporal Volumization	관자 볼륨화
Temporalis Muscle	관자근육
Temporoparietal Fascia	관자마루근막
Thickening	비후
Tragus	귀구슬
Trajectory	궤적
Transverse Facial Artery	가로얼굴동맥
Turgor	피부긴장도

U

Upper Lip	윗 입술
Upper Lip Enhancement	윗 입술 증강
Upper Maxilla	위쪽 위턱
Upper Midface	위가운데얼굴
Upper Temporal Space	위관자공간

V

Vascular Anatomy	혈관해부학
Vascular Anatomy of Midface	가운데얼굴의 혈관해부학
Vascularized Septae	혈관화된 사이막
Venous Anatomy of Midface	가운데얼굴의 정맥해부학
Vertical Midpupillary Line	수직 가운데동공선
Vertical Perioral Rhytids	입주위 세로주름
Volumization	볼륨화

W

White Roll	백색말이

X

Xylocaine	리도카인

Z

Zygomatic Branch	광대가지
Zygomaticocutaneous Ligaments	광대피부인대
Zygomaticofacial Bundle	광대얼굴다발
Zygomaticomaxillary Buttress	광대위턱버팀벽
Zygomaticotemporal	광대관자
Zygomaticotemporal Suture	광대관자봉합